食管疾病影像学

Imaging of Esophageal Diseases

主编

庄奇新　孟令平

上海科学技术出版社

图书在版编目（CIP）数据

食管疾病影像学 / 庄奇新，孟令平主编. —上海：
上海科学技术出版社，2017.4
ISBN 978-7-5478-3471-8

Ⅰ. ①食… Ⅱ. ①庄… ②孟… Ⅲ. ①食管疾病—影
象诊断 Ⅳ. ①R571.04

中国版本图书馆CIP数据核字（2017）第036691号

食管疾病影像学
主 编 庄奇新 孟令平

上海世纪出版股份有限公司
上海科学技术出版社 出版
（上海钦州南路71号 邮政编码200235）
上海世纪出版股份有限公司发行中心发行
200001 上海福建中路193号 www.ewen.co
上海中华商务联合印刷有限公司印刷

开本 889×1194 1/16 印张8.5 插页4
字数 180千字
2017年4月第1版 2017年4月第1次印刷
ISBN 978-7-5478-3471-8/R·1328
定价：98.00元

内 容 提 要

本书系统、全面地阐述了咽-食管的解剖、运动生理以及各种咽-食管病变的发生机制，通过咽-食管疾病的各种影像学检查方法的比较，总结了它们影像学表现和诊断要点。本书重点介绍了食管的两个特殊部位：食管入口（食管与咽的连接部）和食管-贲门（食管与胃的连接部）与食管其他部位不一样的解剖结构和运动生理，并介绍了食管入口和贲门常见的病变，以及它们的影像学检查方法、影像学表现和诊断的要点等，本书还简要介绍食管良恶性肿瘤的介入治疗及进展。

本书图文并茂，将传统食管造影技术与现代影像学技术相结合，重点剖析各种影像学检查方法在诊断及鉴别诊断咽-食管疾病中的优缺点。

本书可为医学影像科、头颈外科、消化内科医师的临床工作提供帮助，也可作为住院医师规范化培训的教材。

编写人员名单

主　编

庄奇新　孟令平

副主编

包宏伟　陆　靖

编写人员名单

（按姓氏笔画排序）

王纪龙	上海交通大学附属第六人民医院金山分院
王和平	浙江省舟山医院
王敏杰	上海交通大学附属第六人民医院金山分院
包宏伟	上海交通大学附属第六人民医院金山分院
庄奇新	上海交通大学附属第六人民医院
朱珠华	上海交通大学附属第六人民医院
朱悦奇	上海交通大学附属第六人民医院
宋国平	上海交通大学附属第六人民医院
李跃华	上海交通大学附属第六人民医院
陆　靖	上海交通大学附属第六人民医院
孟令平	上海交通大学附属第六人民医院金山分院
赵俊功	上海交通大学附属第六人民医院
赵培荣	上海交通大学附属第六人民医院
顾一峰	上海交通大学附属第六人民医院
程英升	上海交通大学附属第六人民医院

主 编 简 介

庄奇新

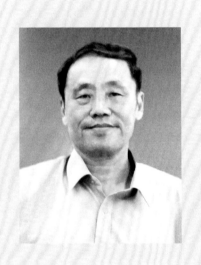

上海交通大学附属第六人民医院放射科主任医师、教授、硕士研究生导师。从事消化系统疾病及头颈部疾病影像诊断四十余年,现任上海市放射学会头颈部学组委员、顾问,上海市住院医师规范化培训医学影像专业特聘专家,上海交通大学附属第六人民医院毕业后医学教育工作委员会专家小组成员、医学影像基地教学主任。

《中华放射学杂志》《上海交通大学学报(医学版)》《中华临床医师杂志》《磁共振成像杂志》等期刊特聘审稿专家,主编及参编了4部专著,曾在《中华放射学杂志》等中国科技论文统计源期刊发表相关学术论著20多篇,SCI论文1篇。

2003年《咽喉部及其相关结构病变的影像学研究》经上海市科委鉴定为市科技成果,并被上海交通大学附属第六人民医院评为临床医疗成果二等奖。

2003年获上海第二医科大学"柯达教学奖金",2004年获上海交通大学优秀教学成果奖,2005年获中华医学会放射学分会的刘玉清优秀论文奖,2012年被评为上海市住院医师规范化培训优秀带教老师,2015年获中国医师协会颁发的住院医师规范化培训"全国优秀带教老师"称号。

孟令平

医学硕士，主任医师，硕士研究生导师。现任上海交通大学附属第六人民医院金山分院放射科主任、主任医师、影像学教研室主任，上海市六院医疗集团学术委员会委员，上海市金山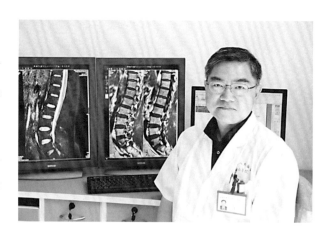区医学会医疗鉴定专家，金山区优秀人才A类学科带头人，院级重点学科（放射科）及区级重点建设专科（放射科）负责人。

现为国家级医学继续教育项目"基层医院全科医师放射影像诊断提高班"负责人；中华放射学会磁共振专业委员会骨肌学组委员，上海市放射学会磁共振学组委员，上海市中西医结合学会影像专业委员会委员；《中国临床医学影像学杂志》编委，《磁共振成像杂志》《中华临床医师杂志》《中华脑科与康复杂志》审稿专家；国家自然科学基金项目通信评审专家，教育部研究生学位中心及国家科技进步奖评审专家库成员。从事临床医学影像诊断及介入治疗工作30年，发表学术论文近60篇，其中2篇曾在国际放射学术会议上交流，2篇被SCI杂志收录；主持省市级课题5项，获科技成果奖3次。参编医学专业图书2部。专业特长：磁共振影像诊断和新技术应用；腹部影像诊断及微创介入治疗。

序

　　上海交通大学附属第六人民医院介入放射科在胃肠道疾病影像学领域有着较高声誉，早在20世纪八九十年代，我国著名的胃肠道放射学专家尚克中教授及其团队就开展了咽-食管-胃肠道双对比造影、吞咽障碍的研究以及食管良恶性病变的内支架介入治疗，且在国内一直处于领先地位。举办的全国胃肠道造影学习班至今已25期。

　　近年来，由于CT、MRI、超声等影像诊断技术的发展，尤其是胃肠镜技术的普及，消化道造影这一检查技术受到了较大的挑战，有些医院已经停止了这项检查。但是，咽、食管、胃肠道是不断运动着的器官，疾病的诊断除了要观察病变形态的改变，更要注意它们的动态变化，要观察食物（钡剂）在咽、食管、胃肠道内的充盈、流动情况，以及管壁的柔软度、管腔的蠕动以及黏膜皱襞的形态改变等，这样才能做出早期诊断，而这也是消化道造影检查的优势所在，因为CT、MRI、超声和内镜等影像诊断技术目前还不能够做到。消化道造影除了诊断经验外，放射科医生的临床操作技能也十分重要，不规范的检查、不熟练的操作很可能导致遗漏、误诊。目前上海交通大学附属第六人民医院介入放射科食管、胃肠道造影检查的数量仍然保持在15人次/天左右，高质量的消化道造影检查临床是十分需要和欢迎的。

　　本书是庄奇新教授集40多年的临床实践工作经验并参考国内外文献撰写而成，它系统、全面地介绍咽-食管的解剖、运动生理，重点介绍了食管的两个特殊部位：食管入口（食管与咽的连接部）和食管-贲门（食管与胃的连接部），以及咽-食管病变的影像学表现和诊断要点。对于目前医学领域的热点，如胃-食管反流、巴雷特食管炎、吞咽障碍、食管入口癌、食管创伤等也做了重点介绍。

目前国内外对咽-食管病变的影像学介绍不多,而且知识比较陈旧,很需要一部将传统咽-食管造影技能与现代影像学技术相结合的影像学专著。相信本书能为医学影像专业以及消化内科、头颈外科、胸外科专业的各级医师,住院医师和专科医师规范化培训学员,以及研究生提供较好的参考材料,从而提高对咽-食管疾病的影像学诊断水平和临床治疗水平。

李明华

2016年10月

前　言

据世界卫生组织最新统计，全世界每年新发食管癌约50万例，居恶性肿瘤第9位；中国是世界上食管癌高发地区之一，新发病例居各类恶性肿瘤第5位，病死率占恶性肿瘤第4位。

咽-食管与胃肠道一样，是一个不断运动着的器官，然而咽-食管的管壁却不像胃肠道其他部位那样有浆膜层裹覆，容易受到周围组织的挤压、牵拉而移位，更易受到周围器官和组织病变的侵犯。因此，诊断咽-食管疾病要观察咽-食管的动态，要观察食物（钡剂）在咽-食管内的流动以及咽-食管黏膜皱襞形态的改变、管壁的柔软度或僵硬变化等，否则很容易漏、误诊。尽管目前CT、MRI、超声、内镜等影像诊断技术有很大的进展，但食管钡剂造影检查目前仍然是咽-食管诊断疾病的最基本方法。

本书系统、全面地介绍咽-食管的解剖、运动生理以及各种咽-食管病变的发生机制，通过咽-食管疾病的各种影像学检查方法的比较，总结了它们影像学表现和诊断要点。重点介绍了食管的两个特殊部位：食管入口（食管与咽的连接部）和食管-贲门（食管与胃的连接部）与食管其他部位不一样的解剖结构和运动生理，并介绍了食管入口和贲门常见的病变，以及它们的影像学检查方法、影像学表现和诊断的要点等，本书还简要介绍了食管良、恶性肿瘤的介入治疗及进展。

随着医学影像学设备、计算机系统和医学影像诊断技术的不断发展，一些以前我们不认识、不了解的咽-食管病变得到了认识和重视，有些成为目前医学领域的热点，如胃-食管反流、巴雷特食管、吞咽障碍、食管入口相关肿瘤、食管创伤等，本书将重点介绍这些疾病。

与咽-食管相邻的一些器官和组织,如喉、气管、口咽、甲状腺、甲状旁腺以及颈椎,包括颈部的一些肌肉、血管、神经、淋巴、颈深筋膜间隙等部位的病变对咽-食管的侵犯等内容,本书也做了相应介绍。

本书是根据我们多年来临床实践经验,并参考国内外文献撰写而成,相信能为临床医生对咽-食管疾病的影像学诊断和治疗提供帮助。

本书的编撰,是我们的导师、我国著名的胃肠道放射学家尚克中教授的遗愿,他生前酝酿已久,但由于种种原因未能实现。现此书得以出版,我们深感欣慰,谨以此书寄托对他的怀念。本书的出版,仰仗于同道的鼓励和热情相助,在此深表谢意。

本书在编撰、内容、观点方面难免会有不妥之处,还望同道不吝赐教。

庄奇新

2016 年 10 月

目　录

第一章

食管解剖及运动生理

第一节　食管的解剖

一、食管的结构

食管是一个前后扁平的肌性管道,起自第六颈椎,与食管入口相接,在后纵隔内沿脊柱前方下行,在11～12胸椎水平与胃贲门相接,总长约25 cm,若以门齿为起点计算,长度约为40 cm,其长度因年龄、个体及体位的改变而有些变化。

食管可分为颈、胸、腹三段:颈段食管约长4～5 cm,上接食管入口,下到胸骨上切迹水平,前方为气管和甲状腺,后为脊柱,为第7颈椎和第1、2胸椎。胸段食管长约18～20 cm,自胸骨上切迹至食管裂孔,位于气管和脊柱之间,在横膈附近经降主动脉的左前方通过食管裂孔进入腹腔。腹段食管长约1～3 cm,位于肝左叶之后,周围有坚韧的纤维组织固定,斜行入胃,它于胃底成一锐角,称贲门(图1-1-1)。

二、食管壁的结构

食管壁分四层:黏膜层、黏膜下层、肌层和外层(纤维层)。与胃肠道其他脏器不同,食管没有浆膜层,食管肿瘤容易突破外层侵犯邻近组织和器官。食管黏膜层因疏松的黏膜下层而比较松动,在食管空虚或静止时形成纵行的皱襞,它与胃小弯的黏膜皱襞相接,有利于食物下滑。食管舒张扩大时则成平坦的皱襞。食管黏膜下层为疏松结缔组织,内含血管、淋巴管、神经丛和食管腺体组织。食管的黏膜表层由鳞状上皮组成,因此食

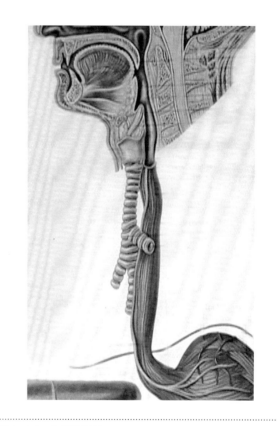

图1-1-1　食管的解剖

管肿瘤为上皮性肿瘤多见。食管肌层的构成却不同,食管上段以横纹肌为主,下段以平滑肌为主,中部以横纹肌和平滑肌共同构成移行区,食管肌壁由内环肌和外纵肌构成。

三、食管的两个特殊部位

食管的两个特殊部位是食管入口及食管-贲门部,具体内容见第十章。

第二节　食管运动生理学

一、食管的三个生理压迹

食管全长有三个生理压迹：① 主动脉弓压迹：位于食管左缘与主动脉弓接触部的弧线压迹；② 左主支气管压迹：位于食管左缘与左主支气管接触部向下后左方斜形压迹；③ 左心房压迹：位于食管与左心房接触部浅而长的压迹（图1-2-1）。

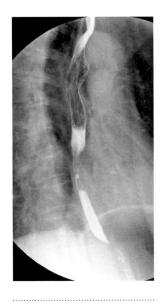

图1-2-1　食管的三个生理压迹

二、食管的三个生理狭窄

第一狭窄区在食管入口（咽-食管连接处），第二狭窄区在胸段食管，在主动脉弓与左支气管连接区，第三狭窄区在食管穿过横膈食管裂孔处，受食管下括约肌和膈食管膜的弹夹作用而形成，平第10胸椎水平。这些狭窄区是异物滞留、炎症、瘢痕狭窄、憩室及肿瘤的好发部位。

三、食管的4种蠕动波

1. 第一蠕动波（原发性蠕动波）　它是由吞咽反射动作而引发的食管传导性收缩，是运送食团的主要动力。食团通过舒张的食管上括约肌（食管入口）进入食管；然后食管上括约肌关闭，食管上段出现持续的环形收缩，并逐步向远端推进，使食团通过舒张的下食管括约肌；紧接着下食管括约肌产生持续收缩并保持关闭。食管蠕动的平均速率是4 cm/s，整个原发性蠕动过程需要10～15 s。食管蠕动波的传播速度在上段最快，在中段和下段减慢。影响食物蠕动波的幅度、持续时间和传播速度的因素有食管位置，食团的黏度、大小和稳定状态，以及食团运动的阻力等。

2. 第二蠕动波（继发性蠕动波）　它是食团对食管壁的刺激而继发，帮助推挤食团，非吞咽引起。当食管内有残留物或胃内容物反流入食管时，食管上括约肌强力关闭，然后沿食管向下移行产生蠕动波，当原发性蠕动波不能推送咽下的食物时，可用继发性蠕动来完成此项工作，出现继发性蠕动时不伴有口和咽部的任何运动。食管体部即发生形态与原发性蠕动一样的收缩，将食管内残留及反流物推进入胃内。

3. 第三收缩波　常在食管中、下段出现，可见食管壁不规则、紧密排列的收缩环，几秒钟后就消失，恢复常态，也是食管壁对食团刺激的反应，此收缩波在老年人常见（图1-2-2）。

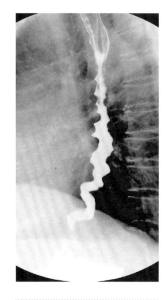

图1-2-2　食管的第三收缩波

4. 病理性蠕动　食管在无吞咽活动时，局部产生有节律性收缩，这种收缩呈节段非推进性，因此又称病理性蠕动，是诊断食管动力性疾病的重要影像学表现，这种有病理收缩波的食管长度可以暂时缩短，缩短长度约为食管全长的10%，在下段食管缩短最明显。一般认为这是食管外层纵行肌收缩的结果。

第三节　食管的血供和淋巴

一、血液供应

食管血液供应丰富且呈节段性,很少相互重叠,动脉在食管黏膜下层和肌层呈 T 形分布,相互间有广泛的吻合。颈段食管血液供应主要来自甲状腺动脉的食管支,其中右侧甲状腺动脉升支的气管食管支与喉返神经伴行,供应颈部的气管及食管。颈总动脉、咽上动脉、肋间动脉和椎动脉亦参与部分供血。胸段食管血液供应来自主动脉弓、胸主动脉、支气管动脉和右侧肋间动脉的分支。其中胸段上部动脉主要来源于支气管动脉,食管下胸部段的动脉主要来源于胸主动脉。腹段食管由胃左动脉和左膈下动脉分支供应。

二、静脉回流

颈部食管的静脉经甲状腺下静脉、甲状腺下极静脉丛、椎静脉、颈深静脉及气管周围静脉丛回流。胸部食管静脉向左侧流入半奇静脉,在奇静脉弓水平以上的食管静脉向左流入上位的肋间静脉,胸部食管静脉向右侧流入奇静脉经右肺根上方汇入上腔静脉;胸下部食管和腹部食管的静脉向下经胃冠状静脉流入门静脉系统。食管的静脉与动脉伴行,食管上中下各段静脉均有吻合支相互连接。门静脉高压时,门静脉系统与体循环系统在远端食管黏膜下形成交通支,造成食管静脉曲张,自下而上可波及食管上段。

三、淋巴管网

食管黏膜层、黏膜下层和外膜内的淋巴管网密切,相互交通,易引起食管癌转移。细密黏膜层的毛细淋巴管网位于黏膜固有层内,而黏膜下层的淋巴管呈纵行密布,食管上 2/3 部分的淋巴引流向头侧,下 1/3 部分引流向尾侧。肌层的淋巴管较少。外膜内淋巴管主要呈纵行分布,但不如黏膜下层淋巴管排列有规律。

食管上 1/3 部分的淋巴液可引流入颈深淋巴结、右淋巴导管、胸导管等。中 1/3 部分流向纵隔淋巴结、气管、支气管及胸主动脉旁淋巴结,下 1/3 部分淋巴液流向远端的腹腔淋巴结及膈下淋巴结。

胸导管为全身最大的淋巴管,管径 2～5 mm,起源于第 2 腰椎前方的乳糜池,在腹主动脉右侧穿过膈肌主动脉裂孔进入胸腔,到后纵隔食管后方,向上从主动脉处向左,进入左侧静脉角。

四、神经支配

食管受交感神经和迷走神经的双重支配。食管颈胸交感神经控制血管收缩、食管括约肌收缩和食管蠕动。食管的迷走神经分支和左喉返神经支配食管上胸段与颈段。

第四节　食管疾病的症状学

吞 咽 障 碍

吞咽障碍可分为器质性和功能性两种,器质性表现为患者在吞咽固体或液体食物时有梗阻感,患者常能指出梗阻的部位,通常在吞咽固体食物时症状比较明显,严重者水都可能无法咽下,器质性吞咽障碍是由于吞咽路径的器质性病变引起的症状。

功能性吞咽障碍的诊断标准必须符合以下所有条件：① 吞咽时感觉异常；② 没有胃-食管反流的病史；③ 吞咽路径没有发现器质性病变。

但是老年人吞咽障碍却可能是功能性伴有器质性的，他们常常既有吞咽功能衰退又伴有中枢神经病变，如脑动脉硬化、脑梗死等。吞咽障碍是一个信号，尤其是持续性吞咽障碍者，应尽可能查明原因。

一、发病机制

吞咽障碍的发病机制可分为机械性和动力性。机械性吞咽障碍系咽或食管由于肿瘤或其他原因引起管腔狭窄、压迫出现症状，表现形式也较典型，尤其肿瘤者症状会有渐进性加重。动力性吞咽障碍是指吞咽反射运动障碍，使食物不能从口腔顺利地运送到胃。常见的是运动神经元病变，也可由咽肌痉挛或吞咽神经抑制失常引起；还可由咽肌或食管平滑肌收缩无力引起的麻痹或收缩异常发生，常常在老年人出现。

二、病因

1. 口、咽、喉疾病　多见于口腔炎、舌炎、扁桃体炎、咽喉炎、急性会厌炎、急性喉炎、咽后壁脓肿、咽及喉部肿瘤等。

2. 食管疾病

（1）食管炎：反流性食管炎、食管克罗恩病、食管结核、放射性食管炎等。

（2）胃-食管反流（GERD）：以胃肠道症状为突出表现的胃-食管反流性病变，近年来发病率明显上升，慢性胃肠道病变是主要病因，青年人发病，近年来明显增加。

（3）食管肿瘤：食管癌、淋巴瘤、肉瘤、食管平滑肌瘤等。

（4）食管先天性疾病：食管隔膜异常、下食管环异常、先天性食管过短、先天性食管狭窄、先天性重叠食管、先天性食管闭锁、食管蹼等。

（5）其他：食管息肉、食管异物、食管外伤、食管憩室、食管裂孔疝、膈疝等。

3. 食管外压病变　甲状腺肿大、颈部肿瘤、Zenker憩室、纵隔炎、纵隔脓肿、纵隔肿瘤、左房重度增大、大量心包积液、主动脉瘤、胸腺肿大、脊柱病变等。

4. 神经肌肉疾病　各种脑炎，脑干肿瘤，吞咽运动障碍（如假性延髓麻痹、帕金森病等中枢系统疾病），下运动神经元病变（延髓麻痹、脑血管意外等），神经肌肉病变（重症肌无力、有机磷中毒），肌肉病变（多发性肌炎、皮肌炎、强直性肌营养不良），狂犬病，破伤风，系统性硬皮病及结缔组织疾病，代谢性神经肌病（糖尿病、慢性酒精中毒、淀粉样变），弥漫性食管痉挛，胡桃夹食管，贲门失弛缓症，下食管括约肌高压症等。

三、诊断

患者的年龄、性别、职业、病史、病程、伴随症状、精神因素及生活环境对分析吞咽障碍的病因都有一定意义。

1. 发病年龄和病程进展情况　出生后或哺乳期即出现吞咽障碍，常考虑为食管先天性疾病。儿童突然出现吞咽障碍由于食管异物阻塞。若是老年人，出现进行性的吞咽障碍，特别是伴有体重下降者，应高度怀疑咽部或食管癌。

2. 起病诱因　由情绪引发的吞咽障碍，多见于食管-贲门失弛缓症或弥漫性食管痉挛。当有吞服腐蚀剂或者过去有胃食管手术史的患者，应想到食管炎与食管的良性狭窄。

3. 鉴别诊断　吞咽时伴随下列症状，有利于病因的鉴别。

（1）咽部疼痛，常见于急性扁桃体炎、扁桃体周围脓肿。

（2）烧心、反酸或者胸骨后疼痛者，多见于反流性食管炎、食管溃疡。

（3）呛咳、发声困难、食物经鼻腔流出，提示支配吞咽活动的神经病变如咽麻痹。

（4）饭后咳嗽，多见于反流物误吸，如反流性食管炎、贲门失弛缓症、延髓性麻痹。

（5）声嘶，多见于肿瘤侵犯纵隔或压迫喉返神经。

（6）吞咽时发生咕噜声提示可能存在 Zenker 憩室。

（7）咀嚼无力、发音困难、全身肌无力等多见于多发性肌炎、重症肌无力。

（8）有哮喘、呼吸困难，多见于纵隔肿物压迫食管与大气管。

（9）缺铁性贫血，见于 Plummer-Vinson 综合征、食管癌。Plummer-Vinson 综合征多见于 40 岁以上女性，主要表现是由于功能性上段食管痉挛引起吞咽障碍，常伴有口角与口唇皲裂、指甲营养不良等，需与食管癌伴缺铁性贫血鉴别。

（10）反流且反流量大，为几小时前或几天前咽下的食物，因未与胃酸接触故不呈酸性，考虑为贲门失弛缓症。

烧心与反酸、反胃

烧心是指胸骨后或剑突下的一种烧灼、灼痛或发热的感觉，此为食管疾病的特征性症状。多见于餐后 1～2 小时。

反酸是指胃内容物经食管反流至口咽部，使口腔感觉到酸性物质的症状。反胃是指食管或胃内容物反流到口腔。反胃、反酸、烧心可以同时存在。这些症状主要见于反流性食管炎、食管裂孔疝、贲门失弛缓症等。

呕　吐

食管机械性或功能性梗阻，常出现呕吐，呕吐同时伴有进行性吞咽障碍和胸骨后不适。呕吐物混有血液，常见于食管肿瘤。当呕吐物量多伴有反复发作间歇性吞咽障碍，病程持续时间较长，可能是贲门失弛缓症。突发的呕吐伴有胸骨后的牵拉痛，如有呕出管型膜状物的典型症状，考虑食管黏膜剥脱症。新生儿无明显诱因，进食即出现呕吐，要考虑先天性食管狭窄。暴饮暴食后呕吐，随即出现胸痛或腹痛，并伴有不同程度胸闷、气急、颈部皮下气肿应考虑自发性食管破裂。

呕血与黑便

呕血与黑便是上消化道出血的特征性表现，在排除呼吸道疾病引起的咯血及来自鼻腔、口腔、咽喉部的出血后，呕鲜红血液的患者应首先考虑由食管疾病引起。

一、病因

由食管疾病引起的出血者常见有食管胃底静脉破裂、食管癌、贲门黏膜撕裂症、食管溃疡、食管炎、食管损伤、食管憩室、食管异物、食管裂孔疝、食管息肉、食管血管瘤、食管异位组织、食管自发破裂等症状均可引起食管出血。

二、诊断

1. 呕血量与颜色　从呕血的颜色、出血量可以大致判断呕血的部位。食管疾病引起的上消化道出血，一般均以呕血为主，尤以食管胃底静脉曲张破裂出血，往往呕出鲜红色血液，量很多，涌吐而出。反流性食管炎引起出血多为小量出血。食管癌引起出血大多为少量出血，但当病变侵及周围较大血管时，可以引起大出血。

2. 便血情况　在呕血同时或者稍后往往伴有黑便，其色泽和性状取决于血液在肠道内停留的时间，当出血量大，速度较快时可呈暗红色稀糊样便或绛红色血便，甚至少数出现鲜血便，出血量少也可仅仅表现为单纯性黑便。

3. 诱发因素　食管-贲门黏膜撕裂症伴出血，往往在剧烈呕吐以后，出现呕吐物带血或大量呕血。青年女性无明显诱因下每月一次反复出现呕血、黑便，无腹痛、反酸、嗳气等消化道症状，要考虑食管子宫内膜异位。

4. 既往病史　食管胃底曲张静脉破裂出血既往有慢性肝病或门静脉高压的证据。

5. 伴随情况　食管胃底曲张静脉破裂出血一般查体可见肝病貌、肝掌、蜘蛛痣、腹壁静脉曲张、脾大、腹水等。如伴有进行性吞咽困难、消瘦、贫血等恶病质时需考虑咽部或食管癌等恶性肿瘤。

咽 下 痛

咽下痛是指吞咽食物或饮水时，立刻发生的胸骨后或胸部疼痛。患者常较难准确地确定疼痛部位。常见的病因有反流性食管炎、腐蚀性食管炎、食管异物、食管霉菌感染等。咽下痛发病机制可能与食管黏膜对机械性刺激的敏感性提高及食管动力异常有关。

耳鼻咽喉部症状

部分食管疾病以耳鼻咽喉部为首发症状，如慢性咽炎、慢性声带炎、咽喉部干燥和紧缩感、阵发性喉痉挛、声音嘶哑、声带肉芽肿、发声困难、咽喉痛、鼻窦炎、耳鸣、听力下降甚至出现突发性耳聋等。患者常因上述症状就诊于耳鼻咽喉科，满足于一般局部对症治疗，所以常常造成临床症状迁延不愈。当有顽固性耳鼻咽喉部症状的患者经多次诊治，临床效果不佳，也应考虑到可能有食管疾病的同时存在。

呼吸系统症状

一、胃-食管反流疾病（GERD）引发的肺部感染

1. 慢性咳嗽　发病机制涉及食管-支气管反射引起的神经源性炎症、微量误吸、食管运动功能失调、自主神经功能失调与气道炎症等。

2. 哮喘　GERD可诱发哮喘。GERD引起哮喘的机制为：① 远端食管黏膜暴露受刺激，反射性引起食管痉挛；② 胃内容物反流入气管，胃酸直接刺激气管和支气管黏膜引起炎症；食管源性哮喘多于夜间发作，无季节性，常伴反流症状。

3. 阻塞性睡眠呼吸暂停通气综合征　GERD一般存在下食管括约肌功能不全、食管清除能力下降、反流引起的酸刺激等可引起迷走神经兴奋，导致气管收缩及呼吸抑制，从而产生阻塞性睡眠呼吸暂停症状，是夜间胃-食管反流的危险因素。

4. 肺炎和肺间质纤维化　GERD较重可导致肺炎的反复发作，表现为复杂多样的呼吸道症状，如发作性咳嗽、咳痰、气喘、胸闷、胸痛、发热等，少数严重者可并发肺脓肿或肺不张，某些患者会逐渐发展为肺间质纤维化。

二、食管-气管瘘

炎症或肿瘤穿透气管，产生食管-气管瘘，患者进食出现呛咳并伴有严重肺部感染。

三、食管肿瘤

巨大的食管肿瘤对附近的器官造成压迫，当压迫气管时可引起呼吸困难，甚至窒息。

四、食管破裂

各种原因引起的食管破裂会引起严重的气胸、液气胸等，并出现胸闷、气急等症状。

心血管系统症状

部分食管疾病可表现出心血管症状，如胸闷、心前区压迫感、阵发性心律失常，甚至晕厥。常见于食管裂孔疝和原发性弥漫性食管痉挛。主要是原发疾病刺激血管迷走神经，反射性引起冠状动脉供血不足，从而产生一系列相关的症状。

食管源性胸痛

临床表现酷似心绞痛样疼痛，但缺乏心血管病变的客观证据，这种胸痛称为非心源性胸痛（non-cardiac chest pain，NCCP）。临床中发现NCCP中很大一部分病因系食管病变引起，如病理性酸反流和食管痉挛，即称为食管源性胸痛。

食管源性胸痛易与心源性胸痛混淆，诊断存在一定难度。

1. **胃-食管反流疾病**　GERD引起疼痛的机制未完全明确，可能与酸反流刺激食管、引起食管损伤及食管对酸敏感度增高等有关。有学者提出食管心脏反射是发生胸痛的原因。

2. **食管动力障碍**　大多数患者在进行抗反流治疗后症状可得到不同程度的改善，但食管动力趋于正常化的却很少，提示高幅度的远端食管收缩并不是引起胸痛的主要因素，而GERD仍可能是产生NCCP症状的主要原因。

3. **内脏高敏感性**　内脏高敏感性是一种内脏对刺激感觉增强的现象，在NCCP发病中的作用已得到许多证据的支持。

4. **食管感染或药物黏膜损伤**　长期使用免疫抑制剂或者抗肿瘤药可以使食管黏膜产生损伤可引起胸痛。食管外伤、血肿，内镜下注射硬化剂或食管扩张术治疗会使食管黏膜直接受到损伤而引起胸痛发生。自发性食管穿孔为食管全层撕裂，由于食管腔内压力突然升高产生剧烈的胸痛，通常发生在食管下段的左侧壁。另外，组织损伤刺激膈神经、脊神经后根也会产生胸痛症状。

5. **精神心理异常**　研究发现，NCCP中惊恐、焦虑和抑郁的患病率较高。

（顾一峰　朱珠华　庄奇新）

第二章

食管的影像学检查和其他检查方法

一、食管钡剂X线检查

　　食管钡剂X线检查是诊断食管疾病的最重要手段，除疑有胃肠道穿孔、肠梗阻或两周内有大量上消化道出血病史外，食管病变患者均适合做食管吞钡X线检查。食管钡剂X线检查目前仍然是检查食管病变的最基本方法。采用气钡双对比方法，先在右前斜位观察，然后转为左前斜位和后前位。吞钡时在X线透视下摄取图像，要注意结合食管的形态及功能变化做出诊断，检查食管时应观察钡剂在食管的通过和充盈情况、食管的蠕动、黏膜纹的形态、钡剂的排空状况等等。对一些特殊情况要采用不同的方法，如观察肝硬化食管胃底静脉曲张，应肌注山莨菪碱（654-2）20 mg，达到松弛平滑肌、显露曲张的血管目的。如要检查食管裂孔疝，则要取头低足高卧位，利用体位的改变来显示疝囊的位置。如疑有食管穿孔、食管气管瘘者，通常不要用不能被吸收的钡剂，改为低浓度的非离子碘剂或碘油等。

二、食管钡剂X线录像、X线电影和数字胃肠X线机（DR）检查

　　钡剂很快通过咽部和上段食管，普通X线透视下难以观察钡剂通过咽和上段食管细节，透视下点片更难于抓拍到需要的影像，运用高速X线电影摄影或X线录像设备，可以准确记录下钡剂通过时的形态改变，分析吞钡时咽和食管的动态和功能性表现。许多至今尚不能确诊的疾病，可用它分析并提供适当治疗。包括：① 吞咽困难和咽异感症。② 影响吞咽功能或伴严重误吸的神经系统疾病。③ 早期食管上段憩室和膜性狭窄以及综合运动障碍。④ 为颈部和上胸部手术以及插管麻醉前食管、气管的精准定位。⑤ 提供咽部和上段食管肿瘤诊断资料。随着医用X线设备的快速发展、更新，目前的数字胃肠X线机（DR）能够利用吞钡时的连续X线摄片以及影像资料的存储、重建、回放功能，可清晰地显示咽和上段食管在钡剂通过时的动态、功能改变，大大地提高了病变的诊断准确率，而且减少了X线剂量、操作简便，图像分辨率高，图像和资料可以进入PACS系统，便于保存和研究。

三、食管的CT检查

　　CT对食管病变是一个辅助检查方法，它对食管的形态、动态功能的观察远不如吞钡检查，如吞咽功能紊乱、食管（滑动性）裂孔疝、胃-食管反流、食管静脉曲张、早期食管癌（初期食管壁僵硬）等。

　　但CT对食管恶性肿瘤的分期要明显地优于其他方法，能发现肿瘤侵犯食管壁的范围、病变是否向腔外浸润，能清楚地显示肿瘤对周围结构的侵犯和纵隔淋巴结的转移及明确有无转移病灶，对肿瘤的分期有较大价值。

　　采取CT扫描及增强扫描能够有效观察到，食管癌（尤其是中晚期）累及周围结构的关系，有效弥补食管钡剂检查的缺陷，对诊治食管癌提供可靠的依据，合理选择有效的治疗方案，具有重要的临床指导意义。

四、食管的MRI检查

　　有关食管病变的MRI诊断研究不多，但已在

许多方面表现出巨大的潜力，随着临床工作者对其重视度的加深和MRI技术的不断发展，功能成像技术的逐步完善，相信食管病变（主要包括食管肿瘤）的MRI诊断终将成为食管肿瘤的术前分期与疗效评价的重要手段。

食管癌的影像学检查迄今主要依靠钡餐造影检查，因为只有这种方法才能观察食管的黏膜改变及功能障碍，但对于精准显示癌肿的实际长度、外侵范围及其与邻近结构的关系，特别是对判断食管癌能否手术切除，MRI很有帮助。

关于食管的MRI技术包括以下几点：① 扫描时应口服对比剂，以Gd–DTPA稀释液效果较好，尽量使胃充盈，这对了解食管下端癌向胃内侵犯的范围很有必要。② 多方位扫描是必不可少的，其中矢状位是最基本的扫描方位，再辅以冠状位及连续轴位扫描。③ 采用常规SE序列，有条件者行静脉增强扫描，可获取较好的图像质量，满足诊断要求。④ 使用体部线圈成像或表面线圈效果较好，在显示食管癌的同时还可囊括邻近器官有无转移灶的存在。

五、食管的DSA检查

DSA造影方法一般采用改良Seldinger法经皮股动脉插管。用4～5F Cobra、RLG（胃左动脉导管）、Headhunter、Simmons型导管，依病变部位分别选择相应节段的供血靶动脉。颈段食管癌行双侧甲状颈干动脉插管，胸段食管癌选择左右支气管动脉和食管固有动脉，胸上段主动脉弓处肿瘤同时行锁骨下动脉–甲状腺下动脉插管。胸下段近膈处食管癌则同时行左膈下动脉和胃左动脉插管，并行DSA造影。摄片体位：食管上段癌取正位，食管中、下段癌正位＋右前斜位。各造影1次。

DSA能够使直径>0.3 mm的血管显影，直观显示淋巴结及肺转移病灶的异常供血及肿瘤染色的部位、大小、多少以及动静脉瘘、血管湖及其他恶性征象，为病变的定性、定位诊断提供直接和准确的依据。DSA检查是食管癌介入治疗的基础，是提高介入治疗疗效、有效预防并发症的重要保证。

六、食管超声

食管内超声对食管壁层的细节能清晰地显示，有利于肿瘤分期、能鉴别良、恶性肿瘤，但操作较复杂，尚不能及。经食胸超声目前尚不能作为胸段食管癌的常规诊断方法以代替胃镜、CT、MRI检查，但其对中、晚期胸段食管癌的筛查简便、安全、无痛苦，可重复随访；对伴有各种严重并发症不能承受胃镜检查的危重患者及胸段食管癌术后、放疗前后对比追踪观察。经胸部超声可作为胃镜、CT、MRI检查的一种补充备用选择方法。

近年来迅速发展的超声内镜（endoscopic ultrasongraphy，EUS）检查技术，以其同时兼有内镜与腔内超声的特点而成为目前食管癌诊断中一项最有价值的影像学检查新技术。

七、食管的其他检查方法

（一）食管镜检查

食管镜检查可以直接观察肿瘤的大小、形态和部位，并可在直视下行刷检或活组织病理学检查以确定诊断。目前，纤维食管镜检查应用较广泛，是食管癌理想的诊断方法。早期食管癌多无症状，就诊率低，内镜因可在直视下对平坦型病变进行活检和刷检取得细胞学证据而成为早期诊断手段。但食管镜无法准确评价肿瘤的浸润深度、淋巴结转移或远处转移的情况，不能对食管癌进行术前分期。色素内镜、超声内镜检查可进一步了解食管癌的位置、范围、深度及邻近结构和器官的浸润等情况。食管镜最大的优点就是能摘取病变组织做组织病理学检查，但对于黏膜下病变或食管狭窄（镜头不能通过）远端的观察和活检较困难。

（二）食管脱落细胞检查

冲洗或擦刷食管的管腔黏膜，最好在食管镜直视下进行，检查所收集的脱落细胞，有利于发现该处的肿瘤。食管脱落细胞学检查方法简便,受检者痛苦小,假阳性率低,是食管癌大规模普查的重要方法。但对食管癌有出血及出血倾向者,或伴有食管静脉曲张者应禁忌做食管拉网细胞学检查;对食管癌X线片上见食管有深溃疡或合并高血压、心脏病及晚期妊娠者,应慎行食管拉网脱落细胞检查;对全身状况差,过于衰弱的患者应先改善患者一般状况后再做检查;合并上呼吸道及上消化道急性炎症者,应先控制感染再行检查。

（三）食管压力测定

食管测压可了解食管的运动情况,是记录食管在静息时和吞咽后各部分的压力变化,用来表示食管上、下括约肌及食管体部的运动功能。食管炎常呈现食管运动协调失常。食管压力测定是胃食管反流最常见和最有效的检查手段。

（四）食管pH监测

主要是通过鼻腔向食管内插入一个很细的导管,导管内端是一个用于检测食管内实时pH的探针,导管另一侧连接pH检测仪,患者一般需要带管18小时左右,记录自己吃饭的时间,18小时后拔去导管,将监测得到的数据录入电脑,结合患者提供的饮食睡眠时间分析一下pH的动态变化,而做出诊断。食管24小时pH监测主要用于反流性食管炎的诊断和鉴别诊断,是胃-食管反流性疾病最好的检查方法和金标准之一。据笔者所知,上海市静安区中心医院在2016年10月引进了一套食管功能（酸碱度、压力）动态自动监测系统,它通过内镜将一枚胶囊置入食管-贲门上方,不需导管,而是将一个像电子血压计大小的接收装置系在腰带上,即可自动接收酸碱度、压力变化的数据,48小时后胶囊自动脱落,经胃肠道排出,十分方便,患者比较容易接受。

（陆靖　李跃华）

第一节　食管先天性发育异常

食管先天性发育异常,临床上较为少见,主要表现为食管缺如、先天性短食管、食管闭锁狭窄、食管重复畸形、食管蹼等,临床表现为出生后或哺乳期出现间歇性或经常性食后呕吐与吞咽困难,流涎、吐白沫、呛咳、呕吐、呼吸困难、发绀,并易发生吸入性肺炎。由于食物不能正常进入胃肠道,患儿常呈现脱水、消瘦等征象。

小儿食管先天发育异常

一、先天性短食管

先天性短食管又称先天性短食管型食管裂孔疝或先天性短食管胸腔胃,是一种较为罕见的消化道畸形,其发病率和病死率没有确切数据。本病于1933年由Clerf首先命名为先天性短食管。目前称先天性短食管型食管裂孔疝,为不可恢复性食管裂孔疝,属食管裂孔疝Allison分型中的"V型先天性短食管"。主要发生在新生儿及婴幼儿中,因患儿畏惧上消化道钡餐检查、家长害怕X线辐射及对本病的认识不足等原因,在临床中往往被误诊或漏诊,延误诊断和治疗。

1. 临床表现　先天性短食管以反复呕吐为主要临床表现,严重时可并发胃扭转,乃至缺血性胃梗死。经大量手术和解剖学的深入研究,对先天性短食管获得了更准确的认识,认为先天性短食管胸腔胃统属于食管裂孔疝范畴。

值得提出的是,目前随着医学影像科学的飞速发展,影像诊断学在临床广泛应用,但X线下经鼻胃管造影检查仍是确诊本病的可靠方法。

2. 影像学检查　后前位X线胸片可见囊状半圆形腔及液平阴影从纵隔向一侧肺野突出,边缘清晰,侧位胸片见此阴影位于后纵隔。

X线下经鼻胃管造影是确诊本病的可靠方法。经导管注入钡剂后,可见膈肌上有一个胃泡影,如钡剂充盈满意,胃泡内胃黏膜像不难辨认,食管胃交界处在膈肌之上,通常在T7或T8水平,位置固定,有时有狭窄,食管较短,达不到膈肌水平,食管上段轻度扩张,胸腔胃穿过膈肌处狭窄,取平卧位和立位均不见有位置移动。

有时先天性食管裂孔疝与先天性短食管难鉴别,前者在体位变化时可能会间歇性地由于胃体的上下滑动而反复上下出现,而后者由于食管长度限制,将不会出现前面反复上下出现情况,食管与胃体交界处可见明显食管胃环(图3-1-1,图3-1-2)。

二、食管闭锁狭窄

1670年,William Durston报道了一对胸部联体的双胎右侧食管上段闭锁的患儿,开始了对食管闭锁的认识和探索。食管闭锁的平均发病率2.4/10 000,男性患儿的食管闭锁发生率高,男：女≈1.26：1。胚胎学研究认为,先天性食管闭锁是由于食管气管隔产生时偏向后方,或食管发生早期,上皮细胞增殖迅速,管腔一度阻塞,管腔重建受

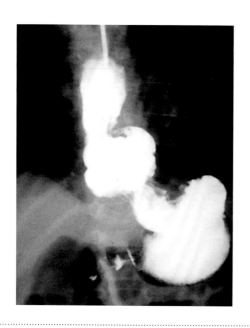

图3-1-1 短食管胸腔胃 短食管下食管前庭短。

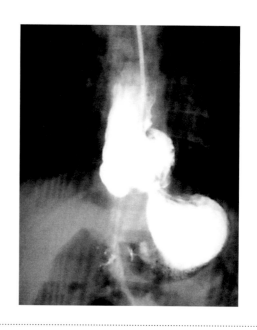

图3-1-2 短食管胸腔胃 贲门位于左膈上,可见胃环。

阻,造成食管闭锁,或食管近端成一盲端,闭锁部位发生于食管上段或上段与中段交界处。目前认为,食管起源于前肠,故初级前肠的异常发育是导致食管-气管畸形的根本原因,可能的原因为胎内压过高、食管腔上皮闭塞、食管血供异常、局部组织分化生长异常等。环境致畸因子也可能与食管闭锁的发生有关,食管闭锁与母亲长期服用避孕药或在孕期服用雌激素有关,还有报道食管闭锁在糖尿病母亲的患儿中发生(图3-1-3)。

1. 临床表现 小儿出生后即出现唾液增多,不断从口腔外溢,频吐白沫。由于咽部充满黏稠分泌物,呼吸时咽部可有呼噜声,呼吸不畅。常在第一次喂奶或喂水时即开始呕吐,因食管与胃不连接,多呈非喷射状。因乳汁吸入后充满盲袋,经喉反流入气管,引起呛咳及青紫,甚至窒息,呼吸停止,但在迅速清除呕吐物后症状即消失。此后每次喂奶均有同样症状发生。无气管瘘者腹部呈舟状,有气管瘘者因大量空气进入胃内,腹胀较明显。最初几天排胎便,但以后仅有肠分泌液排出,很快发生脱水和消瘦。很容易继发吸入性肺炎,常侵犯右上叶,可出现发热、气促、呼吸困难等症状。

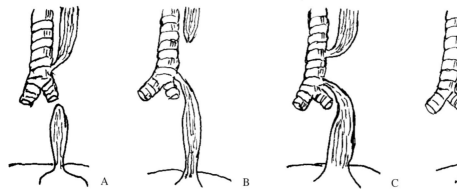

图3-1-3 先天性食管闭锁的几种类型 A.食管上段和气管沟通,下段成盲管状。B.食管上段成盲管状,下段与气管沟通。C.食管上、下段分别与气管沟通。D.食管上、下段均成盲管。

2. 影像学表现 X线检查简便、准确，对本病有决定性的诊断意义。应先行胸腹部常规透视或摄片。如腹部无气体则为食管闭锁的特征；如有食管-气管瘘，胃及肠内均可有气体积聚。所以，腹腔内有气体也不能完全除外食管闭锁。如果新生儿发生肺炎合并肺不张，特别是右上叶肺不张，也要注意食管闭锁伴食管气管瘘的可能，此时胃肠道内可有大量气体。

食管闭锁者在胸部正位片时，显示闭锁近端充气，插入胃管则见其通过受阻而折回。侧位片显示充气的盲端向前对气管形成浅弧形压迹，注入少量碘油对比剂，可见其在盲端受阻。

有些学者利用内镜诊断本病，为便于发现瘘管，先从气管滴入少量亚甲蓝，再从食管镜中观察蓝色出现的部位；或先吞服少许亚甲蓝，再用纤维支气管镜从气管支气管中寻找蓝色出现的部位以确定瘘管及其位置。Cudmore（1990）报道用高压消毒的微粒化硫酸钡的甲基纤维素混悬液（0.5 ml）造影，是相当安全的。此外，还可用活动荧光摄影法诊断原发或复发性气管-食管瘘。

三、食管重复畸形

食管重复畸形又称先天性食管囊肿，是较少见的先天性消化道畸形，发病率为1/8 000，仅占消化道重复畸形的10%～15%。目前认为是胚胎发育过程中上皮增殖及空泡化过程发生紊乱形成，其囊内黏膜多数为胃黏膜，部分为肠黏膜、支气管黏膜组织或食管黏膜。临床类型分为3种，即囊肿型、管状型及憩室型，约80%为囊肿型，管状型罕见。

1. 临床表现 该病多在1岁以内出现症状，少数在成年时才出现。以呼吸系统及消化系统压迫症状多见，主要是以吞咽困难、恶心、呕吐为主的消化道症状和以呕吐物误吸造成的咳嗽、喘憋等呼吸道症状，其症状的轻重取决于囊肿生长的部位、大小、速度及压迫食管腔和气管腔的狭窄程度。

2. 影像学表现 囊肿发生在颈部时，可见自颈前向一侧突出的包块。食管X线造影检查可见食管黏膜纹理消失、充盈缺损，而管壁光滑，其边缘光滑呈坡状影。食管镜检见球状新生物突入食管腔，表面为正常食管黏膜，用吸引管触探时质软，活动度较大。上消化道钡剂造影是临床检查的首选方法，胃镜、胸部CT和胸腔超声检查均可辅助诊断，必要时应行气管镜检查，治疗方法首选手术切除囊肿（图3-1-4）。

四、食管蹼和环

食管蹼和环是指位于食管-贲门交界部近侧

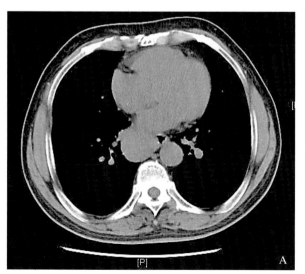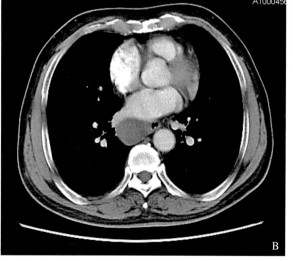

图3-1-4 食管囊肿 A.CT平扫见食管中下段向纵隔突出一囊性包块；B.CT增强见囊连，边界光整，囊液未见强化。

约1～2 cm处或食管下段鳞柱状上皮交界处、突入管腔内的黏膜或黏膜下薄环，可引起食管狭窄，常与食管裂孔疝同时存在。本病的病因及发病机制并不明确，可能与食管先天发育、功能异常有关，也可能与药物引起的食管损伤有关。胃-食管反流病是最受关注的可能病因之一，其机制一般认为是胃-食管反流导致食管炎症、黏膜下纤维组织增生，从而形成食管狭窄环。解剖变异说认为，食管-贲门交界处先天存在黏膜嵴的情况并不少见，这种解剖变异可形成类似瓣膜的环状皱褶；另一种折叠理论则认为，食管会在纵轴方向上短缩，使食管黏膜相对松弛，易出现折叠，可因食管肌层的收缩而出现食管环。

1. 临床表现　与先天性食管狭窄相似，临床症状主要为咽下困难、食物嵌顿、胸痛、呕吐，症状的发生时间和严重程度视狭窄程度而定。

2. 影像学表现　食管蹼引起食管狭窄较轻时，钡剂通过无困难。若狭窄位于食管中段时，局部呈"阳台"状充盈缺损自食管壁向中心突出，钡剂自中央孔通过，狭窄以上食管可有不同程度扩张，狭窄以下食管管径正常。蹼也可自一侧管壁伸向中央。

食管异物在狭窄段以上停留常是就诊原因。严重的食管蹼引起的狭窄，食管有一隔膜，中央有小孔，钡剂通过延缓，狭窄以上食管明显扩张。钡剂通过狭窄孔也可呈喷射状，食管下段气体有时受阻于隔膜下方。

食管壁神经节缺如

食管壁神经节缺如可能与精神因素、自身免疫、病毒感染和遗传因素等导致食管肌肉层神经节变性、退化、减少或缺如等有关。有研究表明，分布在食管远侧和食管下括约肌（lower esophageal sphincter, LES）松弛障碍，主要原因是其抑制性肌间神经丛缺失，尤其是一氧化氮合成酶（NOS）阳性神经元和神经纤维的缺失，是导致LES松弛障碍的主要因素。

贲门失弛缓症（achalasia of cardia, AC），早在1672年由William等报道，认为是一种原发性食管动力障碍性疾病，发病率约为0.5/100 000～1/100 000，发病没有明显的年龄界限，常见于20～50岁。

食管壁神经节缺如主要以食管失蠕动及吞咽时食管下括约肌（lower esophageal sphincter, LES）或食管上括约肌（upper esophageal sphincter）松弛障碍为特征（详见第五章第二节、第十章第一节）。

第二节　食管周围组织病变对食管的影响

食管周围器官的病变均可对食管造成压迫或侵犯，如纵隔肿瘤、纵隔血管畸形、左心房肥大、主动脉瘤、心包积液、巨大的甲状腺肿等可引起吞咽困难，患者有相关基础疾病病史，行X线食管钡剂造影或CT、MR可显示病变对食管的压迫或侵犯。

心血管病变

心脏和大血管增大、扩张都会引起食管的移位。心脏和大血管病变在早期可不呈现任何症状，病变的中、后期会出现胸背部、两肩之间疼痛，疼痛常为持续性钝痛，进而出现呼吸困难、咯血、声音嘶哑、吞咽困难等。

一、风湿性心脏病

风湿性心脏病简称风心病，是甲组乙型溶血性链球菌感染引起的变态反应在心脏瓣膜的局部表现，属于自身免疫性疾病，累及心脏瓣膜而造成的心脏瓣膜病变。表现为二尖瓣、三尖瓣、主动脉瓣中有一个或几个瓣膜狭窄和（或）关闭不全。由于心脏瓣膜的病变，使得心脏在运送血液的过程中血液动力出现问题，如瓣膜狭窄，使得血流阻力加大，为了射出足够的血液，心脏则更加费力地舒张和收缩，这样使心脏工作强度加大，效率降低，心脏易疲劳，久而久之造成心脏肥大。

（一）临床表现

临床上心脏瓣膜狭窄或关闭不全常同时存在，但常以一种为主。患病初期常常无明显症状，后期则表现为心慌气短、乏力、咳嗽、下肢水肿、咳粉红色泡沫痰等心功能失代偿的表现。

（二）影像学表现

左心房增大一般认为是诊断风心二尖瓣狭窄的重要依据，在少数先天性心脏病患者中也可存在。左心房增大可先压迫食管，使食管在左房段产生压迹。继之向右扩大，与右心房重叠形成双重心房阴影和双重边缘像，即为"双重阴影"和"双边像"。再次可见左心耳扩大，形成心左缘的第三弓形。最后压迫支气管，使支气管分叉角度增大，特别使左主支气管被抬高、拉长；由于主动脉球缩小，肺动脉可由左心耳部膨出，使心腰变直膨隆，右心房、室段延长，心尖略翘起，使心脏外形如同梨状，通常称为二尖瓣型心脏。左心房扩大，在右前斜位吞钡时可见食管左心房段明显向后呈局限性弧状受压移位（图3-2-1）。

二、异位右锁骨下动脉

异位右锁骨下动脉也称为迷走右锁骨下动脉，为主动脉弓的先天性血管畸形，尸体解剖约占0.7%～2.9%。锁骨下动脉左侧较为恒定地发自主动脉弓；右侧主要起自头臂干，少数起自主动脉弓末端，其中以食管后型多见。起自食管后的锁骨下动脉，自胸锁关节后方斜向外侧至颈根部，呈弓状经过胸膜顶前上方，穿斜角肌间隙至第1肋外侧缘续为腋动脉。

（一）类型和临床表现

右锁骨下动脉起点变异多见于起自左锁骨下动脉起点远端即主动脉弓末段甚或胸主动脉始段，称为迷走右锁骨下动脉，两侧锁骨下动脉起点变异均可行经食管后方、食管与气管之间或气管前方。食管后位右锁骨下动脉具有重要的临床意义，即异常动脉与主动脉弓共同形成一"血管

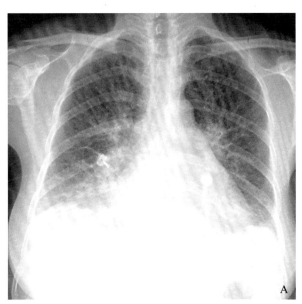
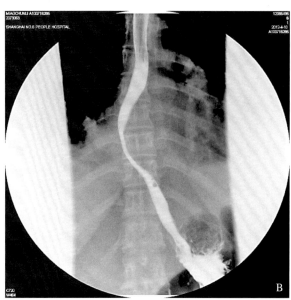

图3-2-1　风湿性心脏病　A.胸片见左心房扩大、支气管分叉角度增大、主动脉球缩小。B.食管吞钡见食管左心房段明显受压、移位。

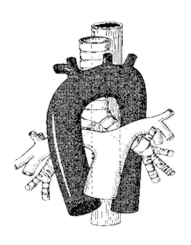

图3-2-2 正常的右锁骨下动脉起自主动脉弓第一分支，即无名动脉。

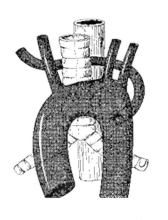

图3-2-3 异位右锁骨下动脉的类型。

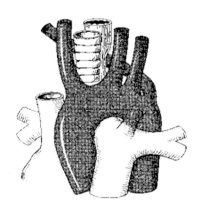

图3-2-4 异位右锁骨下动脉起自主动脉弓末段经食管与气管之间、食管后方回到右侧锁骨下的位置。

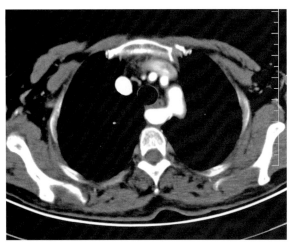

图3-2-5 CT增强扫描显示发自主动脉弓末段的异位右锁骨下动脉向右后上走行于食管后方。

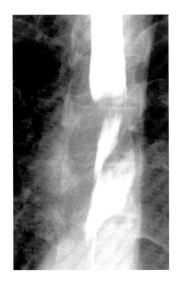

图3-2-6 食管造影 食管上段自左上向右下走行边缘光滑的螺旋形压迹。

环"，压迫食管与气管（图3-2-2～4），由于畸形的血管可对食管引起外压性改变，临床可表现为胸闷、胸痛，咽唾沫或进食时感胸骨后区疼痛。

（二）影像学表现

CT扫描可见异位的右锁骨下动脉起源于主动脉弓末段，向后走行于食管后方，对食管造成一定程度的压迫（图3-2-5）。食管钡餐造影见钡剂在食管相当第3、4胸椎高度，即主动脉弓顶及其上方处受阻，正位与右前斜位片均见由左下向右上走行边缘光滑的螺旋形压迹，并见局限性狭窄，钡剂通过稍迟缓，该处食管壁软、黏膜正常。左前斜位可见食管后缘呈弧形受压改变，同时可见第三收缩波。透视下可观察到食管受压处有轻微搏动（图3-2-6）。

脊柱畸形

脊柱的发育、外伤、手术、增生等引起的畸形对食管会有一定程度的影响。

一、颈椎肥大性骨关节病

（一）临床表现

颈椎骨赘形成后，长期对邻近软组织的压迫，产生局部肿胀炎症，因而吞咽时患者感觉异常，主要表现为咽喉部异物感或吞咽困难，称之为食管型

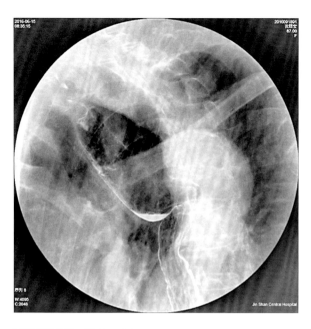

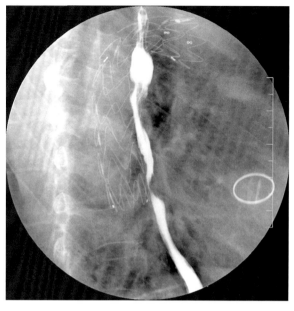

图3-2-7 脊柱后突畸形 食管钡剂检查见食管扭曲畸形,但壁柔软,黏膜正常。

图3-2-8 心脏瓣膜手术及主动脉瘤置入支架后

颈椎病。年龄越大颈椎增生越明显,临床症状也越明显。凡压迹深度及长度明显者,其临床症状也更明显。当有骨桥形成或局部有钙化灶时,其压迫食管的长度及深度均增大,临床症状亦越明显。

（二）影像学表现

颈椎骨质增生,骨赘形成并向前突出,明显突出于椎体前缘的骨赘压迫食管,使食管呈局限性弧形压迹,钡餐检查时钡剂通过略呈停滞,但通过顺利无受阻(详见第五章第一节)。

二、胸椎后突、侧突畸形

老年人骨质疏松、胸椎压缩变短也可使食管受压、移位,致食管形态改变,主要使胸段食管不同程度地向后、向右或向左移位,也可以表现为食管扭曲,但食管壁柔软,黏膜正常(图3-2-7)。

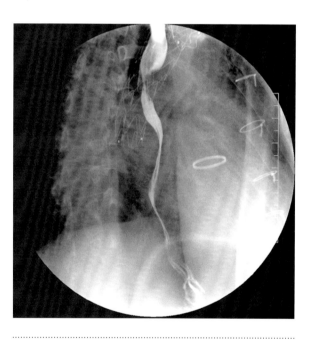

图3-2-9 食管钡剂检查见食管多处受压、狭窄

心 胸 部 手 术

胸椎、心脏大血管及肺部、纵隔肿瘤外科手术后,血管、气管病变管腔内置入支架后也可以引起食管的牵拉或推移改变,食管造影可见食管上段有明显外压性狭窄(图3-2-8,图3-2-9)。

肺 部 病 变

1. 肺癌 多发生于支气管黏膜上皮,其临床表现与肿瘤的部位和大小密切相关,主要为咳嗽、痰中带血或咯血、发热、胸痛、气促等,中央型肺癌由于肿瘤接近食管,特别是随着肿瘤的不

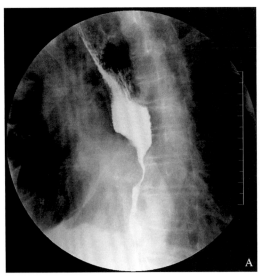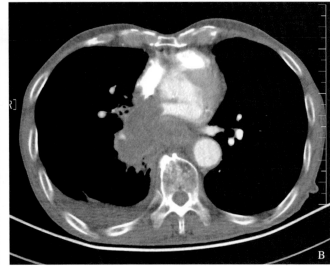

图3-2-10　中央型肺癌　A.侵犯压迫食管,食管钡剂检查见食管中段狭窄、黏膜破坏。B.CT增强检查见心脏与主动脉间肿块,侵犯压迫食管。

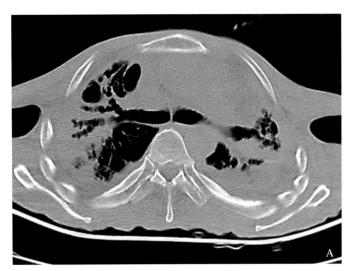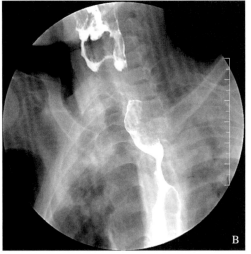

图3-2-11　肺结核　A.两上肺毁损CT扫描见两上肺实变、胸膜增厚、支气管主干扩张。B.食管钡剂检查见两上肺实变影,食管上段受压、狭窄。

断长大,肿瘤可推移、侵犯食管,使食管向对侧移位,由于食管没有浆膜层的阻挡,肿瘤可以直接侵犯食管,引起食管壁的破坏、食管腔的狭窄(图3-2-10)。

　　2.肺结核　后期可以引起胸膜粘连、肺萎陷、肺不张,可使食管向患侧移位。可导致肺毁损,毁损肺的纤维化收缩也可对食管牵拉、压迫、引起食管的相应移位(图3-2-11)。

胸骨后甲状腺肿

　　胸骨后甲状腺肿是颈部甲状腺肿伸入胸骨后,胸骨后甲状腺肿是较为常见的上纵隔占位性病变,常为结节性甲状腺肿或甲状腺巨大腺瘤。

一、临床表现

　　早期症状不明显。以颈部压迫症状为主,气

管、食管受压,相应表现为呼吸困难、进食困难及进食痛等。胸骨后甲状腺肿可随吞咽上下运动为其特异性症状。

二、影像学表现

胸部X线片可见颈部和上纵隔增宽、密度增加,但不能直接显示病变,食管钡剂造影可显示食管局部受压变窄、向一侧移位,其边缘光滑整齐,钡剂通过稍迟缓,但食管黏膜皱襞正常,管壁柔软。CT及MRI可比X线更清楚地显示胸骨后肿块及其与周围组织器官、大血管的关系(图3-2-12)。

(王敏杰 庄奇新)

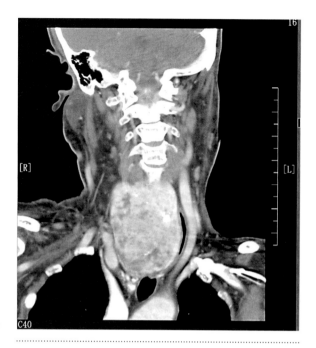

图3-2-12 颈部胸骨后结节性甲状腺肿 CT增强扫描见甲状腺肿块位于下颈部伸入胸骨后,并可见肿块下方受压的气管、肿块左侧受压移位的食管。

第四章

食管憩室

憩室按发生机制可分为压出性和牵拉性两种；按形态可分为广基型和带蒂型两种；按憩室壁的结构可分为真性憩室和假性憩室两种：真性憩室的壁是食管壁的全层，假性憩室则只含食管壁的部分结构；按憩室部位又分为咽食管憩室（Zenker憩室）、食管中段憩室、膈上憩室，一般来讲，咽食管憩室（Zenker憩室）、膈上憩室属于压出性憩室，食管中段憩室属于牵拉性憩室。

食管牵拉性憩室

一、概述

牵拉性憩室的食管壁一层或全层局限性突入纵隔，形成与食管腔相通的囊袋状突起。食管牵拉性憩室大多发生于气管分叉附近，由于气管支气管淋巴结、气管肺门淋巴结、气管旁淋巴结等易受真菌或结核感染引发局部炎症，使淋巴结与中段食管壁发生粘连及瘢痕梗阻，牵拉食管全层，形成真性憩室。此类憩室壁是由黏膜、黏膜下层和肌层组成，大小一般为1～2cm，底部、颈口稍大，向下连通食管；由于肌层的存在，收缩力好，食物不易淤积，结核感染是食管憩室的最常见病因。

二、钡剂检查

憩室多见于食管中段，钡剂检查时可见向外囊袋样突出，边缘光整，小如豌豆，大者数厘米，常带窄蒂，憩室腔内钡液不易排空。由于食管外周组织，例如淋巴结炎和食管壁粘连，瘢痕收缩

而形成，有的憩室基底较宽、尖端指向前或前外方的囊袋状影，较大憩室内可见气液钡分层现象（图4-1-1，图4-1-2）。

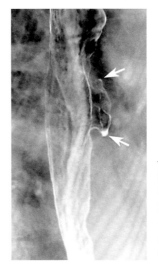

图4-1-1 牵拉性憩室 钡餐双重对比像显示底平边缘成角的食管中段憩室（箭头），代表一个牵拉憩室因纵隔瘢痕收缩牵拉相邻的食管壁。病人有正常食管蠕动。

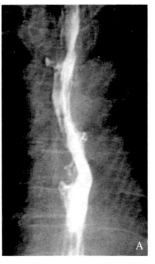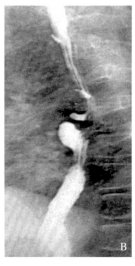

图4-1-2 食管上中段多发牵拉憩室 A.食管胸上段及胸中段各见2个小憩室，憩室收缩，其颈部见正常黏膜。B.食管上中段多发牵拉憩室。左前斜位，其中一个憩室呈充盈相。

食管压出性憩室

一、概述

压出性憩室主要病理生理改变是食管动力异常引发的功能性梗阻和食管内外压力差。食管憩室的动力异常病变常见于食管失弛缓症、弥漫性食管痉挛、咽食管吞咽肌群活动不协调、下端食管括约肌高压和非特异性食管动力异常、食管裂口疝等功能性疾病或器质性疾病。而食管内外压差变化常由于某种原因（如膈上食管段肌固有层缺乏，咽部局限性感染）削弱或破坏了肌肉纤维的支持作用而不能耐受吞咽动作时的腔内压，或肌肉之间无法协调运动导致吞咽时腔内压升高，食团产生的压力向各方传导，致部分食管壁的黏膜和黏膜下层组织穿过肌层，膨出食管壁外。有研究认为，咽食管憩室患者环咽肌明显减少，肌肉和结缔组织比值明显降低，其病因是由于局限性硬化致使环咽肌不能完全松弛，从而使吞咽时咽腔内压升高。

二、钡剂检查

压出性憩室多发生在咽食管后壁或食管下段后壁，由于食管局部管壁薄弱，再加吞咽运动的内压力使其逐渐膨出，患者一般无自觉症状。X线表现：一般呈类圆形或乳头状钡影突出，边缘光滑整齐，大小约 1 ～ 2 cm，钡剂可短时滞留（图4-1-3）。

食管特殊憩室

一、Zenker憩室（ZD）

食管憩室是罕见的，患病率为0.06% ～ 4%，ZD是最常见的食管憩室，约占食管憩室的75%。平均发病年龄为73.0 ± 12.3岁，大多数患者为年龄≥65岁（78%）和更高比例的男性患者（55%）。它包括在一个典型的推进憩室（假憩室）发生在咽食管后壁，解剖学基础是在咽部下缩肌斜形纤维与环咽肌横纤维之间的后方中央的一个缺损，在稍偏左侧更明显，因此憩室多发生在左侧。咽食管憩室常不是单一因素造成的，多由于环咽肌和食管肌肉运动失调、失弛缓或其他运动异常，在上述解剖基础上造成黏膜膨出而形成憩室。极少数咽食管憩室发生癌变，可能是由于长期食物及分泌物刺激所致，患者习惯性地压迫憩室以利于憩室排空，也可能是癌变的一个原因。在服钡造影时如发现憩室内壁不规则，应高度怀疑憩室癌变，需进一步检查。

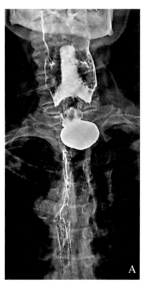
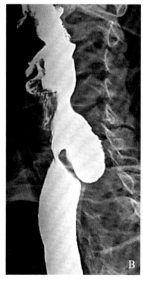

图4-1-3 食管压出性憩室 钡剂充盈相见食管下段多发性囊袋状突出影，边缘光滑，部分狭颈征。A. 右前斜位。B. 左前斜位。

图4-1-4 Zenker憩室 A. 前后位，含钡结节向前突起；B. 侧位，含钡结节向向后方，食管连接处狭窄。

X线检查：平片上偶见液平面，钡剂造影可见食管后方的憩室，若憩室巨大明显压迫食管，可见到钡剂进入憩室后，再有一条钡剂影自憩室开口流向下方食管。造影时反复变动体位，有利于憩室的充盈和排空，便于发现小憩室及观察憩室内黏膜是否光滑，以除外早期恶变（图4-1-4）。

二、Killian-Jamieson憩室

Killian-Jamieson憩室于1908年被Killian首次描述，为食管颈段侧壁憩室或食管连接区侧壁憩室，多发生于颈部食管前侧壁（环咽肌横行纤维和食管外侧纵行肌下的间隙），表现为侧向突出（少部分为双侧对称型）咽食管憩室，这一发现后来被Jamieson证实，因此称为Killian-Jamieson憩室。吞咽困难、咳嗽、上腹不适等症状较为常见，约半数患者会出现明显的咽部运动和吞咽运动异常，多发生在咽食管交界处与环状软骨相邻的颈部食管前外侧壁且横向延伸。

X线钡剂检查：食管上端左右两侧囊袋状突起，边缘光滑（图4-1-5，图4-1-6）。

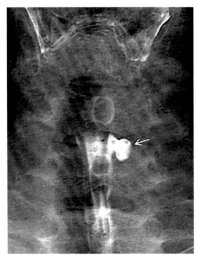
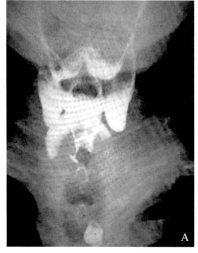
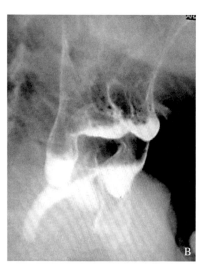

图4-1-5 Killian-Jamieson憩室 钡剂检查见食管上段左侧局部呈囊袋状突出，腔内可见钡剂充填（白箭）。

图4-1-6 双侧Killian-Jamieson憩室 A.钡剂检查可见双侧梨状窝和下部咽食管憩室明显的钡剂聚集。B.钡剂检查见双侧梨状窝和下部咽食管憩室明显的钡剂聚积，局部食管狭窄。

三、假性憩室

假性憩室只含食管壁的部分结构，食管憩室胸段食管多见（约90%），颈段约占（10%）。临床表现主要有吞咽时异物感，偶有吞咽困难与带有臭味的食物反流。假性食管憩室的诊断标准：X线平片检查时不能发现假性憩室，钡剂检查可发现食管腔内有多发的长颈烧瓶状或小纽扣状小囊袋影，1～5mm大小不等，呈散在性或局限性分布，食管明显狭窄处，假性憩室亦较多，故认为食管狭窄与假性憩室周围炎症有关（图4-1-7，图4-1-8）。

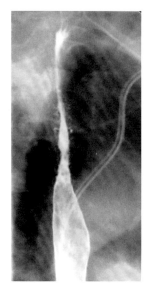

图4-1-7 食管壁内假性憩室 节段性假性憩室。

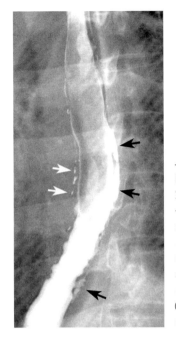

图4-1-8 弥漫性假性憩室 俯卧右前斜位双对比钡剂检查,食管中下段壁内细小假性憩室。特征性改变:许多假憩室浮动或漂浮在管壁外且不与管腔相通(白箭头)。还应注意钡剂沿着管壁形成的小憩室(黑箭头),有时误认为平坦溃疡。

食管憩室并发症

一、食管憩室合并肿瘤

膈上憩室并发食管癌并不少见,绝大多数(83%)的患者为老年男性,平均年龄68岁。憩室多大于5 cm。致癌作用的病理生理可能为食管憩室被停滞的食物慢性刺激、炎症或反复损伤。

1.影像学表现 ①钡剂检查:憩室内充盈缺损;②CT:憩室内软组织块;③MRI:T2WI中等信号强度,对比增强扫描病灶强化,DWI呈高信号;④PET-CT:憩室内^{18}F-去氧葡萄糖高代谢摄取增加(图4-1-9)。

2.鉴别诊断 ①憩室内食物颗粒:钡剂检查憩室内充盈缺损,可随体位移动;CT及MRI表现为不均匀软组织密度影,但无强化;PET-CT无高代谢摄取。②憩室合并食管炎:钡剂检查表现为食管炎的黏膜变化;CT及MRI表现为食管壁增厚,管壁水肿有强化,但弥散不受限;PET-CT病灶轻度代谢摄取增高。

二、食管憩室合并支气管瘘

食管憩室并发支气管瘘较为少见。食管造影

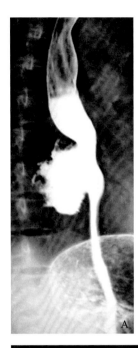
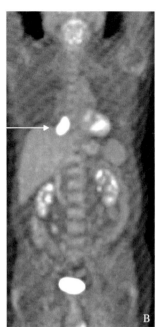
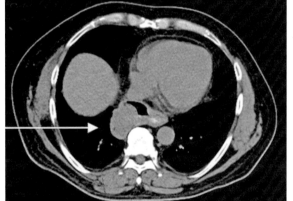
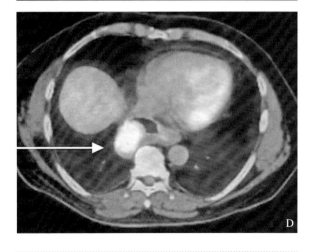

图4-1-9 食管膈上憩室合并食管癌 A.钡剂检查充盈相憩室内见充盈缺损。B.磁共振DWI示病变为高信号(白箭头)。C.横轴位CT平扫憩室内软组织肿块。D.横轴位PET-CT示病变高代谢摄取浓聚。

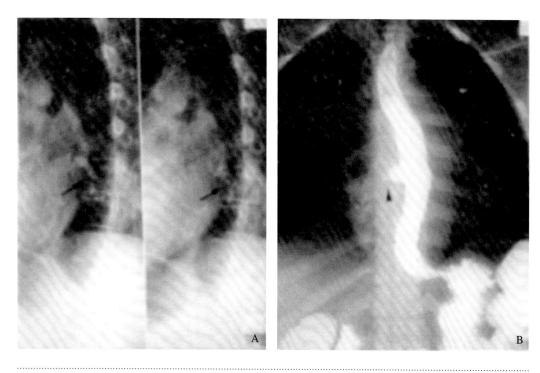

图4-1-10　食管中段憩室合并支气管瘘　钡剂检查显示食管中段憩室（黑箭）与右肺下叶支气管交通（长黑箭头）。

检查是诊断本病的重要依据,不仅可显示憩室形态,又可发现瘘口与支气管相通的情况。CT检查对确定有无支气管扩张和肺脓肿有重要意义。食管憩室并发支气管瘘易造成肺部慢性感染性病变,食管中段憩室常因肺门或支气管旁淋巴结结核或炎症刺激形成粘连所致,长期炎症刺激和咳嗽的影响可能并发食管支气管瘘,因此,对食管中段憩室病人应定期随访,一旦出现呼吸道症状应考虑发生食管气管瘘的可能,一旦明确诊断应尽快行手术治疗（图4-1-10）。

（孟令平）

第五章

食管功能性疾病

第一节 吞 咽 障 碍

一、定义和分类

文献资料显示,随着人口老龄化以及疾病、伤害、手术等机会的增加,吞咽障碍的发病数日益增多。据统计,美国60岁以上的人群中约有50%有各种吞咽障碍情况发生。Feinberg对152例美国养老院患者做了咽部和食管动态造影和胸部X线检查,发现55例患有肺炎,其中2/3系吞咽障碍的吸入所导致,27例死亡,阿尔茨海默病患者中仅7%没有吞咽障碍。美国每年新发脑卒中患者约达50万人,其中约40%并发吞咽障碍,约20%死于吸入性肺炎,美国全年因为吞咽障碍患者,食物吸入气管导致窒息死亡人数达到1万人。

美国医学界1989年创办了*Dysphagia*,1992开始成立了国家级学术组织:吞咽障碍研究会(Dysphagia Research Society)和专科治疗中心。上海交通大学附属第六人民医院尚克中教授等1995年在国内开设了首家吞咽障碍专题门诊,共诊治吞咽障碍患者达4万余人。上海交通大学附属第六人民医院金山分院消化内科在2015年引进了美国VitalstimTM吞咽障碍治疗仪(获美国FDA认证),对咽喉部肌肉群和神经进行电刺激治疗,促进和恢复咽喉部肌肉群收缩、运动,提高患者尤其是老年吞咽障碍患者的吞咽功能,取得了明显的效果。吞咽障碍是指在吞咽过程中,食物通过咽-食管遇到阻碍、通过不顺畅或不能通过。吞咽障碍按自诉或程度可分为吞咽不适、吞咽困难和吞咽不能,吞咽困难又可分为轻度和重度。

1. **吞咽不适** 指吞咽过程中自主或不自主有不适感,但未影响食物正常通过。吞咽不适通常因咽喉、食管上部的炎症或鱼骨、鸡骨等异物刮刺伤,吞咽过程中有不适感,但食物通过正常,常会自愈。该部位小的新生物也会有吞咽不适感,但呈进行性加重。咽-食管神经官能症的吞咽不适则是间歇性发生,有的可找到诱因。

2. **吞咽困难** 指食物通过咽-食管时有梗阻感、有通过困难的感觉,钡剂检查均有吞咽功能紊乱的表现。轻度吞咽困难系食物通过略有受阻,常出现钡剂通过咽-食管时间延长、钡滞留、小口吞咽等征象,重度吞咽困难除以上征象外,还会出现钡剂漏溢,这是吞咽功能失代偿的表现。吞咽困难常因咽-食管连接区受肿瘤侵犯或咽-食管连接周围结构病变,中枢、周围神经病变,咽-食管的退行性变引起。

3. **吞咽不能** 吞咽功能丧失指食物不能通过咽-食管,或吞咽指令发出后,病人不能做出吞咽反应。吞咽不能多因中枢神经损伤、昏迷或咽-食管严重受侵或堵塞而食物不能通过咽-食管。

二、影像学检查

1. **钡剂检查** 钡剂X线检查是食管影像学检查的最基本方法,也是食管病变的首选方法,能够观察食管的收缩、蠕动变化,也能够根据钡剂在食管黏膜的涂布观察食管黏膜的情况,这是CT和MRI不能比拟的。目前国内均采用比较成熟的青岛东风化工厂生产的硫酸钡(Ⅱ型)干混悬剂,浓度为200%~250%(W/V)。但是,钡剂通过咽-食管连接处极快,X线透视下难以观察吞咽细节,透视下点片更难于抓拍到需要的影像,因此吞咽功能检查需要采用以下几种方法。

2. X线电影 制作复杂,已不采用。

3. 电子束CT(Ultrafast CT) 国外有报道,国内尚无开展。

4. X线录像 操作简便、价格低廉、X线量少,可即时复看、可测算钡剂通过咽部时间(正常人为0.7秒),我们曾经用X线录像方法研究正常人的吞咽过程和吞咽障碍病人的吞咽表现。

5. 数字胃肠X线机 钡剂检查时利用数字X线机的连续摄片、回放功能也可做吞咽功能检查,操作简便,能够仔细观察咽-食管入口的动作细节,图像和资料可以进入PACS系统,便于保存和研究(图5-1-1~9)。

6. CT和MRI 病人吞咽障碍的感觉和钡剂X线检查发现吞咽功能紊乱,这是一个信号,均应该进一步做咽-食管的CT或MRI等影像学检查,查找吞咽障碍的原因。

三、正常人的吞咽过程

参与吞咽过程的有5、6、9、10、11、12共六对脑神经,第1、2、3颈神经及26条肌肉。脑干、延髓有吞咽中心,接收感觉,发出运动指令。

上海交通大学附属第六人民医院放射科庄奇新等人于1994年在国内最早报道了用X线录像观察正常人在吞咽时,下咽和食管入口相关结构的变化过程,并研究了吞咽障碍各种表现、发生机制、影像学诊断等,该研究成果2003年经上海科学技术委员会鉴定为上海市科技成果。

钡剂含于口内时,舌腭肌关闭(图5-1-2)。吞咽指令发出后,舌腭肌开放,舌根向前,软腭伸向后上,与隆起的咽后壁形成的"靠垫"(phassvant cushion)紧贴,封闭了咽与鼻腔的通道(图5-1-3)。此时,口咽部的茎突舌骨肌、二腹肌、咽腭肌、甲状舌骨肌等收缩,上提舌骨,喉部跟着上移,会厌下倾封闭了咽与喉的通道,呼吸暂停,

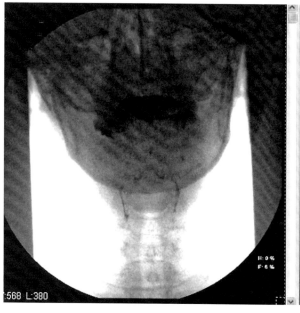
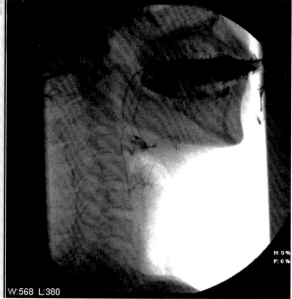

图5-1-1 正常人数字胃肠X线机吞咽功能检查。

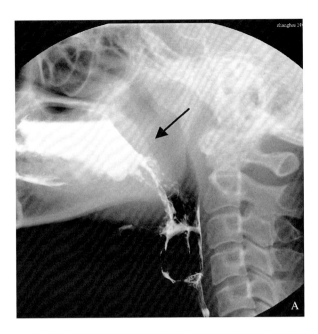
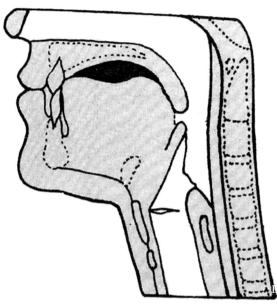

图5-1-2 钡剂含于口内时,舌腭肌关闭(箭) A.为钡剂X线检查图像。B.示意图。

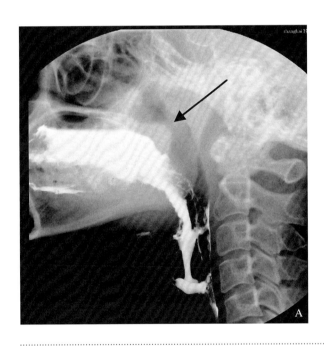
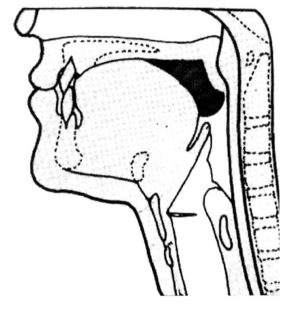

图5-1-3 吞咽指令发出后,舌腭肌开放,舌根向前,软腭伸向后上(箭),与隆起的咽后壁形成的"靠垫"紧贴,封闭了咽与鼻腔的通道(A、B)。

钡团此时已经进入开放的食管入口(图5-1-4)(平时处于闭缩状态,开放时间很短,仅0.2秒)迅即进入食管。紧接着软腭与靠垫松移,鼻咽腔复通、会厌上移后开放了咽和气管的通道(图5-1-5)。咽的收缩依靠咽肌的收缩而成,速度很快,故必须用X线电影、录像或数字X线机记录、观察。正常人的自主或不自主的吞咽,受中枢神经指挥或神经系统的条件反射,任何一条参与吞咽的神经和肌肉如受到损伤或肿瘤侵犯均会直接或间接影响吞咽。

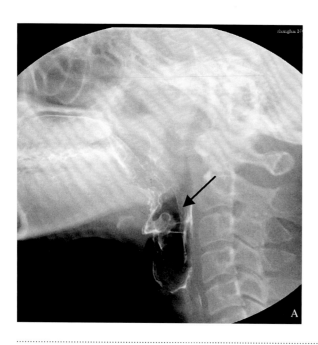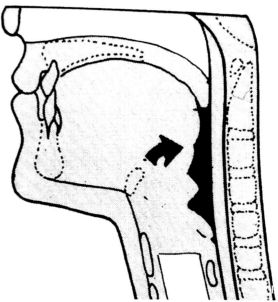

图5-1-4 喉部跟着上移,会厌下倾封闭了咽与喉的通道(箭),呼吸暂停,钡团此时已经进入开放的食管入口(A、B)。

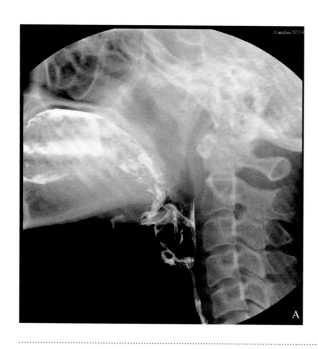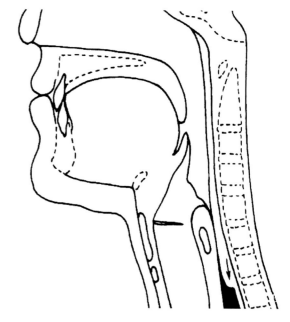

图5-1-5 紧接着软腭与靠垫松移,鼻咽腔复通、会厌上移后开放了咽和气管的通道(A、B)。

四、X线动态表现

1. 钡剂通过咽-食管时间延长 正常人吞咽动作开始后,钡剂头进入口咽到钡剂尾离开食管开口的时间是0.7秒(用录像或数字胃肠机的回放可测算)。

2. 小量吞咽 不能一次吞咽动作就将钡剂吞下,须多次吞咽动作才能将钡团吞下。

3. 咽滞留 吞咽后,见钡剂在两侧梨状窝和会厌溪(谷)滞留,而正常人一二次吞咽动作后,梨状窝和会厌溪内的钡剂都应排空(图5-1-6)。

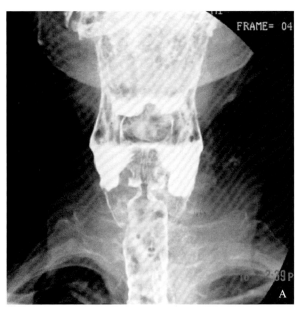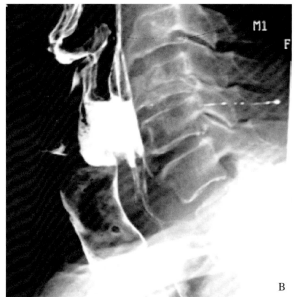

图5-1-6　钡剂滞留在双侧会厌溪、梨状窝（A、B）。

4. 不对称吞咽　吞咽时钡剂偏一侧下行，常见于咽喉肿瘤或手术后病人。

钡剂通过咽-食管时间延长、小量吞咽、咽滞留、不对称吞咽等征象是吞咽功能自我代偿的表现，也是人体通过自我代偿克服吞咽障碍的一种自我调节。

5. 钡剂漏溢　钡剂检查时钡剂向气管、支气管、喉前庭溢出，严重者可溢入鼻腔。表明此类病人在进食液体食物时会有呛咳，常伴有液体食物溢入气管、支气管，会伴有肺部感染，严重的可以致死（图5-1-7）。

6. 不能吞咽　吞咽功能丧失指固体食物或液体食物不能通过咽-食管，或吞咽指令发出后，病人不能做出吞咽反应。吞咽不能多因中枢神经病变、损伤、昏迷或咽-食管严重受侵或堵塞而食物不能通过咽-食管（图5-1-8）。

钡漏溢和不能吞咽是吞咽功能失代偿的标志，表明吞咽功能已经严重失调，需要进一步检查，找出病因。但是，偶尔发现一次少量钡漏溢和不能吞咽的征象，也有可能是一过性的功能障碍，但它们往往马上会恢复正常。

钡剂X线检查发现吞咽功能紊乱，是一个信

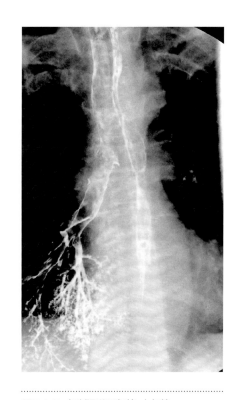

图5-1-7　钡剂漏溢至气管、支气管

号，但这只是冰山一角，除非在检查时发现咽-食管有充盈缺损、黏膜破坏、咽腔狭窄等咽-食管肿瘤的直接征象，均应该进一步做咽-食管的CT或MRI等影像学检查，查找吞咽障碍的原因。

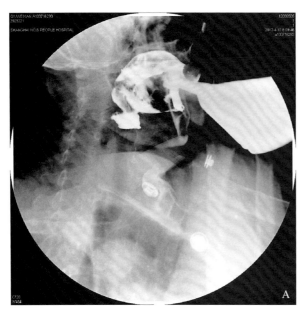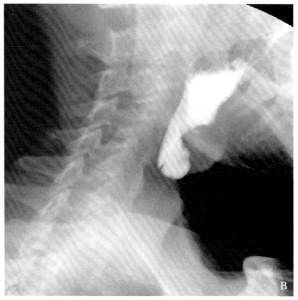

图5-1-8　不能吞咽　吞咽功能丧失,或吞咽指令发出后,病人不能做出吞咽反应(A、B)。

五、病因

吞咽障碍的病因十分复杂,其影像学诊断必须紧密结合临床病史。

(一)咽喉部慢性炎症

咽-食管鱼刺、鸡骨等异物刮刺伤、胃-食管反流等是吞咽不适最常见的原因,临床上有咽喉部充血、疼痛、声音沙哑等症状,五官科常规的咽喉镜、食管镜可以确诊。吞钡检查常常可以发现咽喉部黏膜增粗、咽-食管钡絮挂留等征象、食管吞钡检查可见胃-食管反流(图5-1-9~11)。

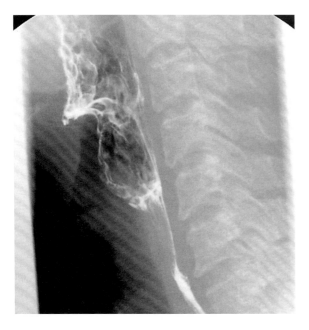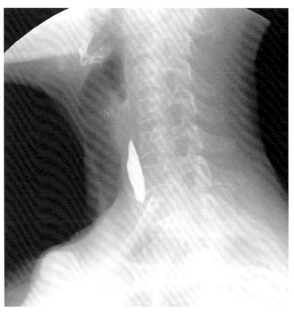

图5-1-9　慢性咽喉炎　钡剂检查见咽喉部黏膜增粗。

图5-1-10　食管鱼刺　食管钡絮检查见食管入口悬挂钡絮。

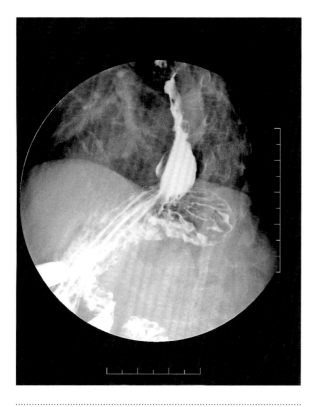

图5-1-11 胃-食管反流

（二）老年人生理性吞咽障碍

老年性的咽肌退变、萎缩，引起吞咽功能失调，对吞咽这一复杂的生理活动的神经调节反应，不如年轻人敏感和正确，因此也会出现吞咽功能障碍（图5-1-12，图5-1-13）。

（三）中枢、周围神经病变

老年人的帕金森病，以及脑干、延髓的损伤、梗死、出血均可影响吞咽中枢，严重者不能吞咽（图5-1-14，图5-1-15）。

（四）吞咽神经官能症

年轻人多见，病人自诉吞咽困难，病程长短不一。但是吞钡功能检查时没有任何阳性体征发现，经对症治疗和精神安慰后，逐步会得到缓解。

（五）食管入口受肿瘤侵犯

原发于食管入口的癌也称为食管入口癌、环咽癌。以及咽部、颈段食管、甲状腺、喉部的恶性肿瘤均可侵及食管入口（详见第十章）。

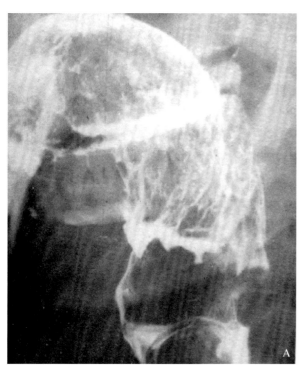
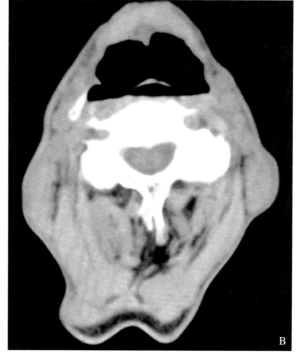

图5-1-12 老年患者咽部肌肉萎缩、咽腔扩张、吞咽困难（A、B）。

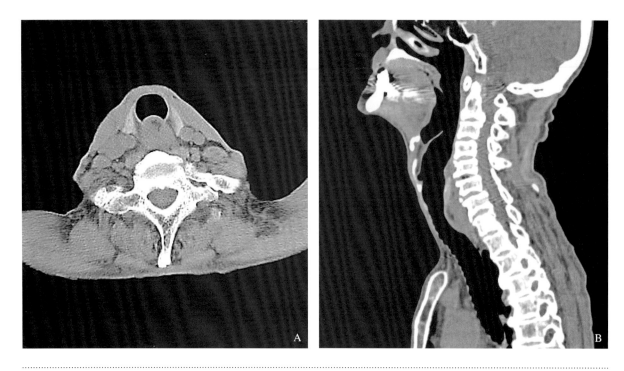

图5-1-13　老年患者咽部肌肉萎缩、咽腔扩张、食管入口（下咽）肥厚（A、B）。

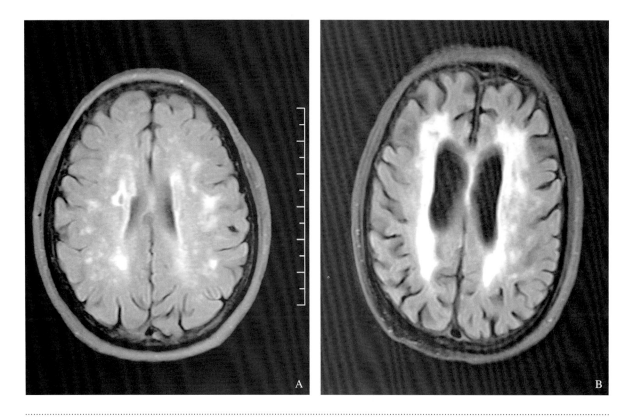

图5-1-14　老年帕金森病　额顶叶及侧脑室旁见多发动脉硬化性缺血灶,脑室周围脑白质变性（A、B）。

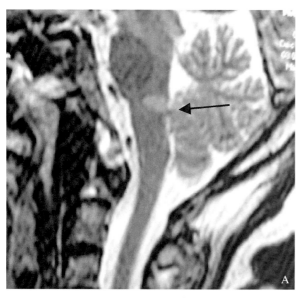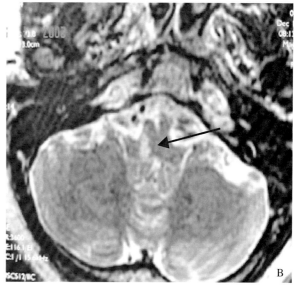

图5-1-15 不能吞咽 MRI发现右侧延髓亚急性梗死灶(箭)(A、B)。

（六）肿瘤

虽然没有直接侵犯食管入口，但累及咽和食管周围的肌群和神经，也能影响吞咽功能，如食管癌、咽、喉、甲状腺以及会厌、舌根、软腭等部位的肿瘤（详见第十章）。

（七）食管入口周围的一些其他非肿瘤性病变

也会引起吞咽障碍，常见的如下。

1. 颈椎外伤 随着现代化步伐的进展，摩托车、汽车的普及以及建筑业的发展，脊柱损伤患者数量大量增加，颈椎损伤者多数伴有吞咽障碍和吞咽功能异常的后遗症（图5-1-16～18）。

2. 食管入口周围的感染性病变 如颈椎结核、咽后脓肿等，侵犯食管入口正常的解剖和生理功能，也会产生吞咽功能异常（图5-1-19～21）。

3. 颈椎第4～6椎间盘前突、第4～6颈椎前缘骨赘生 长期坐办公室（电脑）的人和运动员、演艺人员颈椎病的发病率明显上升，颈椎常规检查时，经常会发现有吞咽功能异常症状（图5-1-22，图5-1-23）。

4. 异位甲状旁腺 常常出现在上纵隔，我们遇见一例，肿瘤沿着气管后壁生长，挤压食管，产

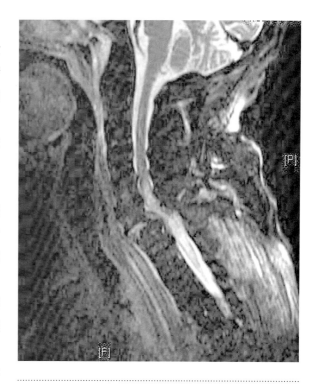

图5-1-16 颈椎骨折、脱位，累及食管及颈髓。

生严重的吞咽困难症状（图5-1-24）。

5. 强直性脊柱炎 常常侵犯下脊柱、骶髂关节，但也有时病变累及颈椎及喉软骨，病人有吞咽困难症状（图5-1-25）。

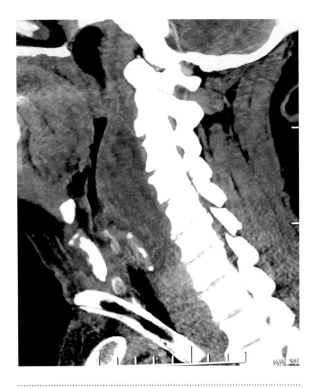

图5-1-17 颈椎外伤后,椎前间隙血肿。

6. 咽喉部淋巴组织增生者 个体免疫机制下降者常常发生,多见于儿童和老年人,常伴有吞咽不适症状(图5-1-26)。

六、影像学检查和诊断

吞咽障碍首选钡剂吞咽功能检查,若吞咽功能无异常,可排除咽-食管器质性病变,可能是慢性咽喉炎或吞咽神经官能症的病人。若病人有鱼刺、鸡骨刮刺病史,则要做食管钡剂检查,必要时建议做咽喉镜或食管镜检查,明确诊断。

若钡剂吞咽功能检查发现有咽-食管黏膜破坏、充盈缺损、咽腔狭窄等征象,则要考虑有咽-食管肿瘤,建议病人做CT或MR进一步检查。咽-食管手术后患者会有咽-食管狭窄、不对称吞咽等。

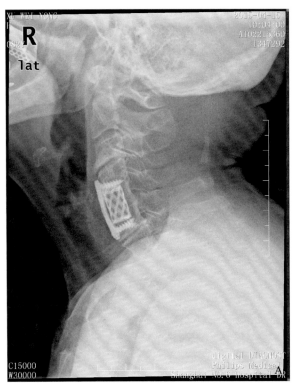
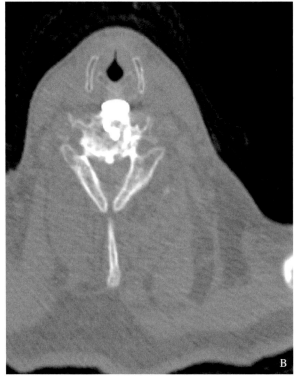

图5-1-18 下段颈椎钢板内固定手术后,病人感觉吞咽不适(A、B)。

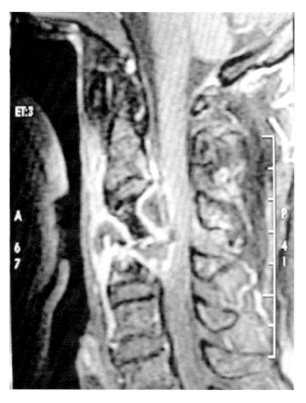

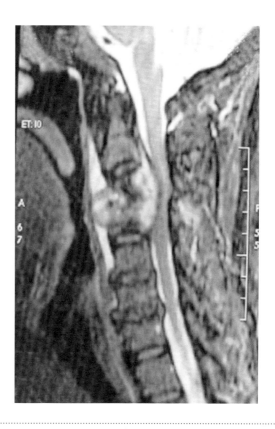

图5-1-19 C3、C4结核 增强CT见椎旁脓疡形成。

图5-1-20 C3、C4结核 MRI见C3、C4椎体及椎间盘破坏。

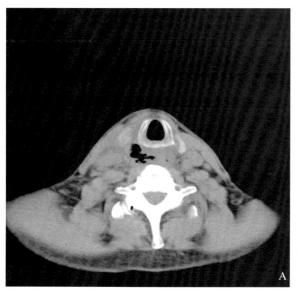

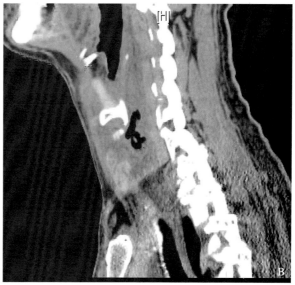

图5-1-21 吞咽困难 CT检查发现咽后脓肿形成,2周前有鱼骨刮伤史(A、B)。

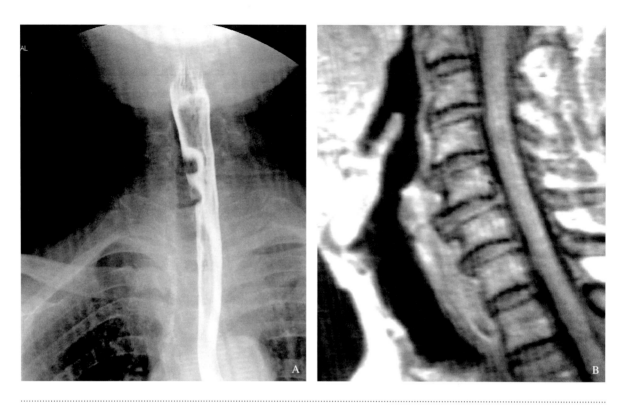

图5-1-22　吞咽不适　钡剂检查发现食管入口右缘方形压迹,MRI发现C4-5、C5-6、C6-7椎间盘向前突出,压迫食管入口(A、B)。

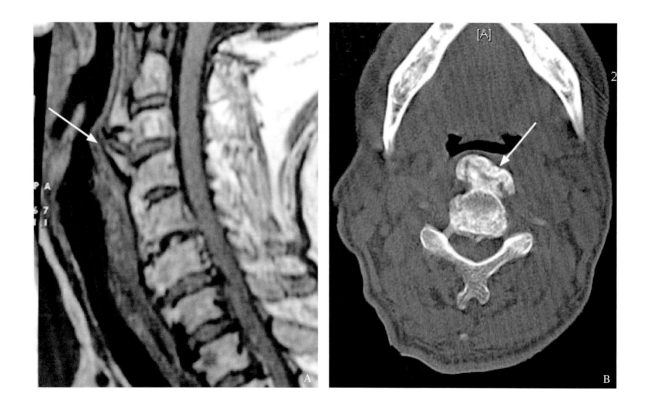

图5-1-23　吞咽不适　MR和CT发现C4、C5前缘骨赘形成(箭)(A、B)。

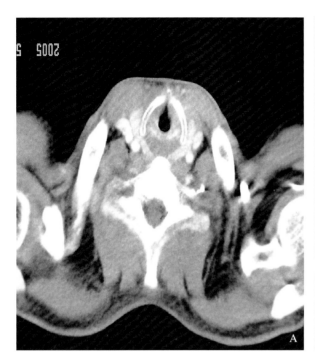

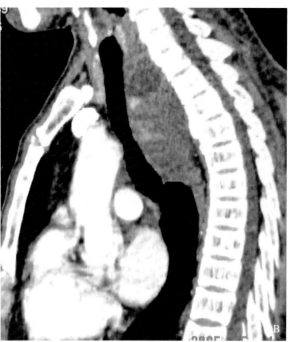

图5-1-24 吞咽困难 异位甲状旁腺,CT发现肿瘤沿气管后壁生长,挤压食管,具不均质强化(A、B)。

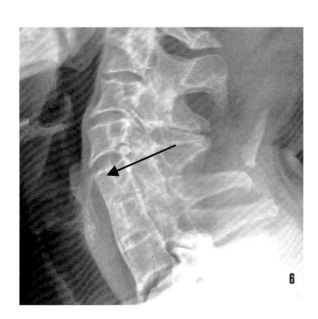

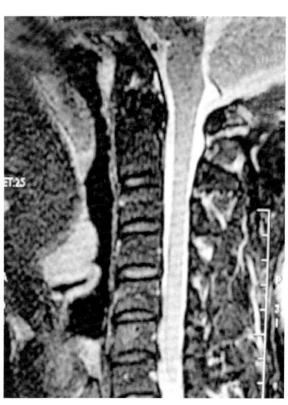

图5-1-25 强直性脊柱炎累及颈椎 近来出现吞咽困难,CT发现杓状软骨、环状软骨板尖角样增生,压迫食管入口(箭)。

图5-1-26 吞咽不适 MR发现软腭和舌根淋巴组织增生。

若钡剂吞咽功能检查时发现病人不能吞咽或不能做吞咽动作,应马上做脑部(包括延髓、颈髓)MRI,排除脑和脊髓病变。咽和食管入口肿块的堵塞也有吞咽不能的表现,但是可以发现钡剂的充盈缺损。

若钡剂吞咽功能检查发现有钡剂通过咽-食管时间延长、钡滞留、小量吞咽、钡剂漏溢等吞咽功能异常的影像学表现,应做咽-食管的CT或MRI排除咽-食管或其周围结构的病变。

第二节　贲门失弛缓症

贲门失弛缓症过去曾称为贲门痉挛,是由于食管神经肌肉功能障碍,引起食管下端和贲门弛缓功能丧失,食管下段痉挛收缩,近段食管扩张。本病是产生食管慢性梗阻的主要原因之一,可分为原发性和继发性。

一、病因与病理

贲门失弛缓症至今病因主要认为是食管壁神经节的缺失。在病变的早期阶段,食管下端贲门并无器质性的狭窄,病理发现贲门及食管下段肌壁内奥氏(Auerbach)神经丛的神经节细胞变性减少,甚至是消失。这种变化,妨碍了正常神经冲动的传递,从而使行食管下端贲门部不能松弛,形成原发性失弛缓症的原因。继发性者多是由于食管下段及贲门部恶性病变累及所致。

在病变早期,食管壁可代偿性的增厚,肌细胞退行性变、纤维样变性,黏膜层和黏膜下层呈慢性炎症性改变。因食物不易通过食管下端,致使狭窄水平以上食管扩张、增宽、迂曲。食管扩张以中下段最为明显,后期可达颈部。由于食管高度扩张,其管壁相对变得薄弱,继而可产生穿孔或纵隔炎。扩张的食管下端呈现鸟嘴状逐渐变细。

贲门失弛缓症食管测压特征:食管原发蠕动消失,食管下括约肌静息压正常或升高,吞咽时食管下括约肌不扩张或不完全扩张。

二、临床表现

贲门失弛缓症可发生于任何年龄,以20～50岁多见,男女无明显差异。其特征性表现是吞咽困难、呕吐、胸骨后疼痛及消瘦。一般发病缓慢,病程较长,多为数月至数年。主要症状为下咽不畅,胸骨后有阻塞感,早期吞咽困难时重时轻,至后期变为持续性。食管扩张和黏膜炎症可引起胸骨后疼痛,疼痛在早期较为剧烈,到食管明显扩张时,疼痛减轻,晚期则可能消失。梗阻严重时可引起呕吐,呕吐物为宿食,有时也可能呕血。有时食管内滞留物可呛入气管,从而并发肺部感染症状。

三、影像学表现

（一）X线表现

双对比钡餐检查是优选方法。

1. 早期　食管中下段轻度扩张,食管下端逐渐变细,呈现鸟嘴样改变。狭窄段管壁光滑,柔软,黏膜无明显异常改变。钡剂只能间歇性的通过贲门,排空延迟或始终不能完全排空。

2. 中期　食管呈中度扩张,内有较多滞留物。食管中下段蠕动减弱或消失,下端呈漏斗样狭窄,管壁光滑。钡剂很少或不能通过贲门,当吞入足够量的钡剂时,由于钡剂自身的重力足以克服狭窄的阻力,钡剂成喷射状进入胃内。胃泡内没有或很少的气体。

3. 晚期　食管高度扩张、迂曲、延长,食管下段呈袋状,形成巨大食管。扩大的食管可致使纵隔影增宽,有时其上方可见有液平。食管内较多的滞留物,钡剂检查时钡剂呈雪花样或滴注状沉至底部(图5-2-1,图5-2-2)。

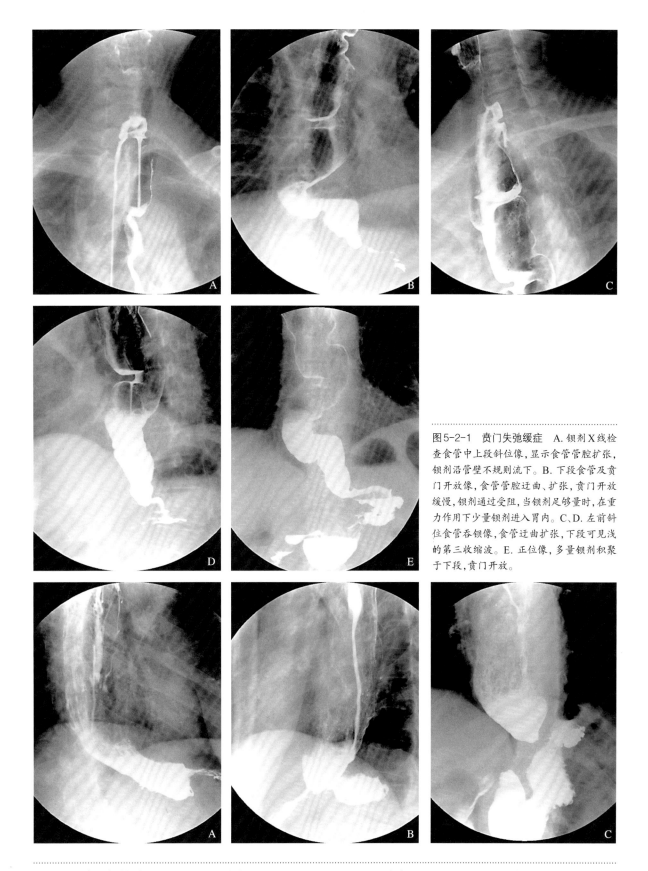

图5-2-1 贲门失弛缓症 A.钡剂X线检查食管中上段斜位像,显示食管管腔扩张,钡剂沿管壁不规则流下。B.下段食管及贲门开放像,食管管腔迂曲、扩张,贲门开放缓慢,钡剂通过受阻,当钡剂足够量时,在重力作用下少量钡剂进入胃内。C、D.左前斜位食管吞钡像,食管迂曲扩张,下段可见浅的第三收缩波。E.正位像,多量钡剂积聚于下段,贲门开放。

图5-2-2 贲门失弛缓症 A、B、C.分别示食管右前斜位、左前斜位及正位像。食管明显扩张,内见大量残余食物,钡剂受食物阻挡,呈不规则分流样缓慢流下。

（二）继发性贲门失弛缓症表现

1. 食管钡剂X线造影表现　食管下段狭窄段长度多>3.5 cm，原发性狭窄段多<3.5 cm，狭窄水平以上食管扩张最大宽度多<4 cm，原发性食管扩张最大宽度多>4 cm。食管蠕动消失或减少食管下段狭窄段表现为偏心性、表面结节样或具有肩胛征（图5-2-3）。

2. CT表现　食管呈中等程度到显著扩张，直径多>4 cm；胃食管连接区呈现光滑、突然地管腔狭窄；食管壁厚度正常或变薄；扩张的食管内可见气液平。

3. 鉴别诊断

（1）食管癌：发生在食管下段的癌灶钡剂造影表现为下段突然、不对称性狭窄，病变处黏膜纹紊乱、破坏，可见肿块样充盈缺损，有时见有肩胛征；CT扫描可见食管周围侵犯和远处的转移病灶。

（2）胃底贲门癌：当胃底贲门癌向上生长侵犯腹段食管时，贲门开放受阻，食管扩张，类似贲门失弛缓症。双对比造影可见食管下端黏膜增粗、破坏，贲门开放延迟，贲门周围胃壁见充盈缺损影，CT扫描可见胃壁贲门部胃壁异常增厚，周围淋巴结肿大，或有肝脏转移灶。

（3）反流性食管炎伴狭窄：反流性食管炎患者几乎都伴有食管裂孔疝和胃食管反流，其狭窄段位于下端，狭窄段管壁光滑、管腔逐渐变细，狭窄段长度较短。

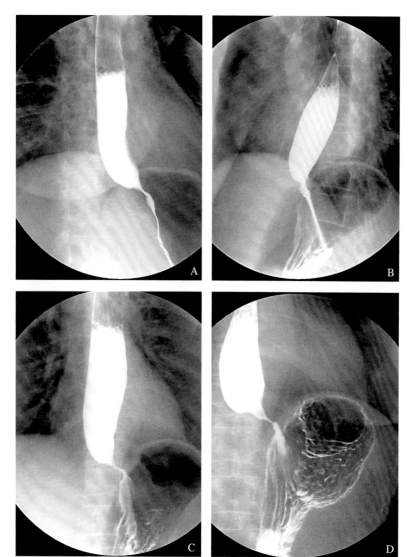

图5-2-3　继发性贲门失弛缓症　A、B. 分别为右前斜位及左前斜位。贲门开放延迟，钡剂通过受阻，钡剂呈喷射样进入胃内。C. 贲门正位单对比造影，食管与胃底夹角扩大，钡剂通过缓慢。D. 贲门正位站立双对比像，食管下端近贲门处管腔突然狭窄，近端管壁呈肩胛样收缩，表面光整，贲门周围黏膜纹破坏，部分黏膜增粗。

第三节　食 管 裂 孔 疝

腹腔内脏器通过横膈的食管裂孔进入胸腔称为食管裂孔疝,一般疝内容物为胃。通常分为可回复性食管裂孔疝和不可回复性食管裂孔疝,而不可回复性食管裂孔疝又可分为短食管型、食管旁型和混合型食管裂孔疝。

一、病因与病理

食管裂孔疝发病原因可分为先天性和后天获得性,先天性食管裂孔疝是幼儿发生先天性短食管型裂孔疝,它为胚胎期发育期横膈在下降时,发育较短的食管将胃固定在胸腔内所致。后天获得性食管裂孔疝的原因主要为:① 食管裂孔扩大,因膈肌和周围组织萎缩,致使食管裂孔扩大,胃容易疝入胸腔。② 贲门周围支持组织(膈食管膜、韧带)松弛,这使得食管裂孔固定食管下端和贲门的作用失去保护,从而有利于胃疝入胸腔。③ 腹内压增高,因肥胖、剧烈咳嗽、呕吐、便秘、占位性病变、妊娠等致腹内压增高之后,有利于将胃向上挤压。④ 食管绝对或相对变短,因食管消化性炎症或溃疡继发瘢痕收缩、食管癌浸润等致使食管缩短;胸椎后凸畸形或主动脉硬化牵拉可致食管相对缩短,变短的食管可牵拉胃入胸腔。

食管裂孔疝病理改变主要是膈上疝囊和胃食管反流。由于胃内压力减低,胃内酸性液体易于反流入食管,进而损伤食管黏膜,形成反流性食管炎和(或)消化性溃疡,这些改变又可造成食管下段瘢痕形成、挛缩,食管短缩牵拉胃腔,有时二者互为因果关系。

二、临床表现

食管裂孔疝临床症状没有特异性,主要是由于胃液反流刺激或腐蚀食管所致,与疝的程度、类型无关。主要症状是进食后胸骨后疼痛,灼热感、不适感,疼痛可放射至背部或肩部等。如在进食后立即平卧则症状加重,站立后马上减轻。当弯腰或在床上平卧时,食管反流可至口腔内,有时也可发生上消化道出血症状。当疝囊很大时,可引起呼吸和循环压迫症状。

三、影像学表现

(一)可回复性食管裂孔疝 X 线表现

滑动性食管裂孔疝在某些体位时可显现膈上胃囊,当体位变换时膈上胃囊又可回复至膈下,因此钡餐检查时要注意变换特殊体位,使膈上胃囊易于显影。一般在俯卧位、仰卧头低脚高位、腹内压增高和做吞咽动作时容易出现膈上胃囊。笔者常用两种方法来观察有无滑动性食管裂孔疝:① 仰卧头低脚高位,从右前斜位向左前斜位旋转时,做深呼吸动作,仔细观察有无膈上胃囊出现和钡剂反流。② 俯卧位时观察贲门开放及位移状况,可观察到膈上胃囊及钡剂反流。

下列征象提示膈上胃囊存在:① 食管下括约肌的上升和收缩,"A" 环显现。在裂孔疝时,在上升的食管下括约肌和疝囊间所形成的收缩环称为 "A" 环。在钡剂通过时,如食管下段与疝囊交界区呈收缩状态时,"A" 环显示较深,而当交界区呈舒张状态时,"A" 环常常消失或变浅。当膈上疝囊较小时,发现 "A" 环对诊断滑动性食管裂孔疝具有诊断意义。因膈壶腹上方一般没有局限性环状收缩,有助于与膈壶腹相鉴别。② 胃-食管环——"B" 环出现。"B" 环表现为膈上疝囊对称性或单侧切迹,深约 2～3 mm。由于胃-食管前庭段内鳞状上皮和柱状上皮交界区的黏膜层和肌层附着紧张,在管腔扩张时,这个交界区扩张会受限,因此 "B" 环的显示只能在管腔舒张时,在收缩状态下无法显示。"B" 环可出现在膈上扩大的疝囊上,也可以出现在上移的胃-食管前庭段正常舒张的管壁上。③部分胃底出现于膈上,多数食管裂孔疝的膈上疝囊主要由胃-

食管前庭和部分胃底构成,疝囊的长径一般大于横径,大小不一。疝囊的下界是食管裂孔形成的环状缩窄,其在舒张状态下宽度常常大于2 cm,而正常的胃-食管前庭段通过裂孔处的宽度一般不超过2 cm。④膈上出现胃的黏膜,正常食管和胃-食管前庭段的黏膜纹平行排列、细而平直,于贲门区平行聚拢。上升至膈上的胃黏膜纹表现为增粗、弯曲,可呈迂曲或颗粒样或粗网状表现。当裂孔较宽时,可见膈上异常黏膜与胃底黏膜直接相连,当裂孔较小时,膈上疝囊内增粗的黏膜呈现充盈缺损样。

以下间接征象提示有滑动性食管裂孔疝存在:① 食管反流;② 反流性食管炎征象;③ 第三收缩波;④ 贲门位置上移;⑤ 贲门以上黏膜纹增粗;⑥ 胃-食管前庭段宽度大于2 cm;⑦ 食管胃角变钝;⑧ 食管下段及胃底贲门部黏膜呈尖端向上幕状牵拉(图5-3-1 ～ 5)。

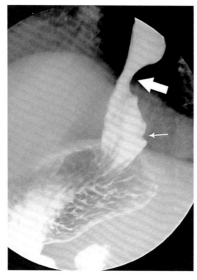
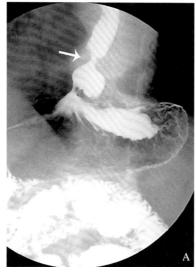
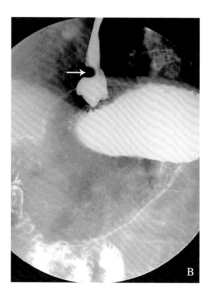

图5-3-1 滑动性食管裂孔疝 "A" 环和 "B" 环 上方长箭示 "A" 环,下方短箭示 "B" 环。

图5-3-2 滑动性食管裂孔疝膈上疝囊及 "A" 环 A.食管两侧壁均显示 "A" 环(白箭所指)。B.滑动性食管裂孔疝示一侧食管显示 "A" 环(白箭所指)。

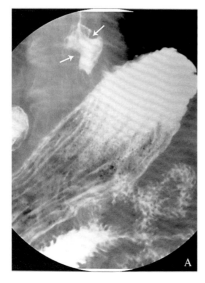
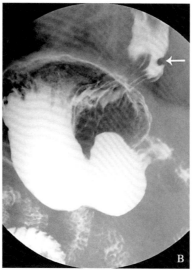
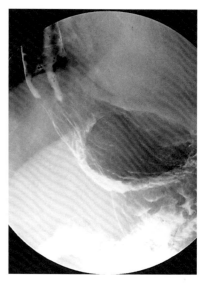

图5-3-3 滑动性食管裂孔疝膈上疝囊及 "B" 环 A.食管两侧壁均显示 "B" 环(白箭所指)。B.同一病例示一侧食管显示 "B" 环(白箭所指)。

图5-3-4 滑动性食管裂孔疝 其食管前庭段明显扩张,宽度大于2 cm,同时可见胃底黏膜向上延伸至膈上。

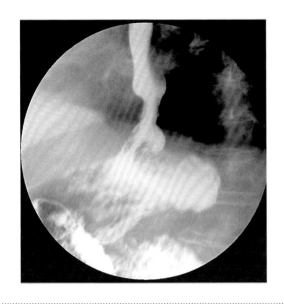

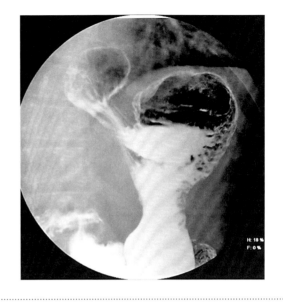

图5-3-5　滑动性食管裂孔疝伴反流　左前斜位时疝形成,食管前庭明显扩张,钡剂呈抽吸样反流入食管内。

图5-3-6　短食管型裂孔疝　站立位胃底贲门双对比显影,可见贲门及周围胃壁通过食管裂孔疝入膈上。

（二）不可回复性食管裂孔疝X线表现

不可回复性食管裂孔疝往往在常规双对比食管及胃钡剂检查时就能清晰显示,有时在透视时即可发现膈上含气的疝囊,或可见有气液平的疝囊。

1. 短食管型食管裂孔疝　造影可见较短的食管,连接膈上的扩大疝囊,其疝囊一般位于左膈上。此型常常会伴有食管反流（图5-3-6）。

2. 食管旁型食管裂孔疝　透视可见膈上含气疝囊,但造影显示贲门仍位于膈下,当胃底被钡剂涂布后可见部分胃底通过食管裂孔疝入胸腔（图5-3-7）。

3. 混合型食管裂孔疝　透视时也可见膈上含气疝囊,但钡剂造影显示贲门及胃底均位于膈上,疝囊往往较大,食管反流明显（图5-3-8,图5-3-9）。

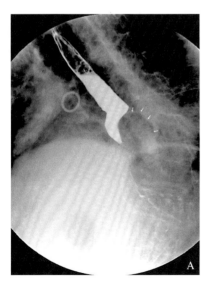
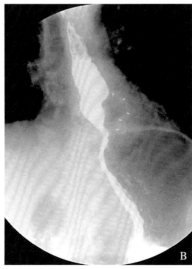
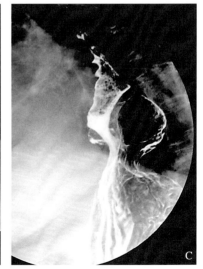

图5-3-7　食管旁型裂孔疝　A.立位左前斜位下段食管受含气结构推压移位；B.立位正位像示食管下段左侧见含气结构,其与胃腔相通；C.半立位左前斜位,双对比显影可见部分胃底通过食管裂孔进入胸腔。

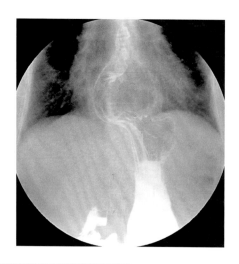

图5-3-8　混合型食管裂孔疝　贲门及胃底结构通过食管裂孔上移至胸腔。

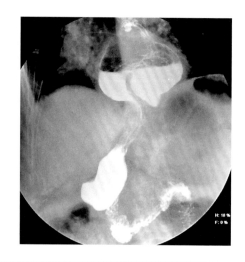

图5-3-9　混合型食管裂孔疝　贲门及胃底、胃体通过食管裂孔疝入胸腔，胃体轻度扭转、折叠。

（三）食管裂孔疝CT表现

对于钡剂检查有困难的患者，可应用CT联合特殊体位扫描而发现食管裂孔疝，有时患者行胸腹部扫描时也可发现不可回复性食管裂孔疝。对于怀疑食管裂孔疝患者可采用左侧卧位或俯卧位，必要时同时采用头低脚高位。

CT显示食管裂孔松弛、扩大，膈肌脚间的距离增宽。可见胃或（和）其他腹内组织经食管裂孔疝入胸腔，滑动性食管裂孔疝时发现膈上疝囊和膈上胃黏膜纹是主要的诊断依据，CT扫描还可准确鉴别裂孔疝与后纵隔内占位病变（图5-3-10～12）。

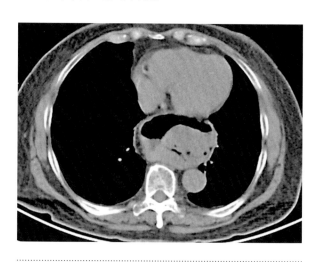

图5-3-10　短食管型裂孔疝　CT平扫示心脏水平后纵隔内见胃腔显影，内可见食物及气液平。

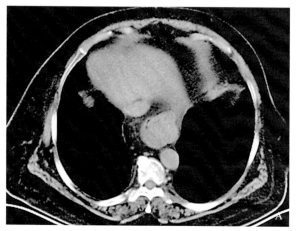

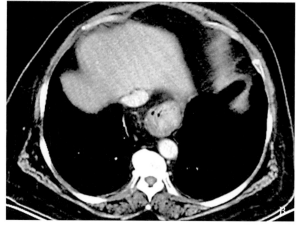

图5-3-11　滑动性食管裂孔疝　A.贲门部管腔扩大，内近软组织团块影；B.CT增强后贲门部肿块均匀强化，为胃黏膜强化，管壁浆膜面光整。

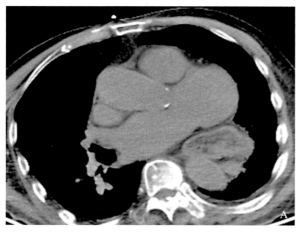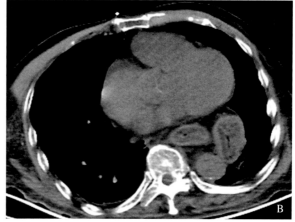

图5-3-12 混合型食管裂孔疝 胃体在膈上折叠（A、B）。

（四）食管裂孔疝并发症

1. 反流性食管炎 是常见的重要并发症。食管裂孔疝常常伴发胃酸反流，易引起食管下段炎症性和（或）溃疡性改变，早期表现为管壁痉挛收缩，黏膜纹增粗、紊乱，细小、不规则龛影，晚期瘢痕形成，管腔狭窄，边缘锯齿状改变。

2. 膈上食管憩室 当食管裂孔疝并发反流性食管炎后，因食管下段痉挛收缩和瘢痕狭窄可致使食管管腔内压力增高，从而在食管肌层薄弱处形成内压性憩室。双对比造影检查充盈相时表现为较大囊状突出影，钡剂通过收缩相时呈现囊状影变小变浅。

（五）鉴别诊断

1. 食管壶腹 膈上一段食管长约4～5cm，管腔扩大呈卵圆形，边缘光滑，随上方食管蠕动到达变小，而当收缩排空后出现纤细平行的食管黏膜纹，此为正常的生理现象。而食管裂孔疝的膈上疝囊其大小不一，囊壁收缩与食管蠕动无关，收缩后可见胃的黏膜纹；可见"A"环和（或）"B"环；疝囊的裂孔段比较宽大，宽度常大于2cm（图5-3-13）。

2. 食管憩室 食管下段憩室有狭颈与食管管腔相通，憩室位于管腔的一侧，憩室内没有黏膜纹，且憩室与胃腔间有一段正常的食管（图5-3-14）。

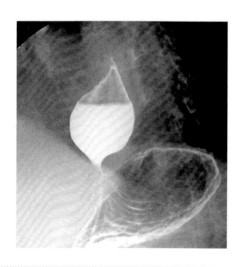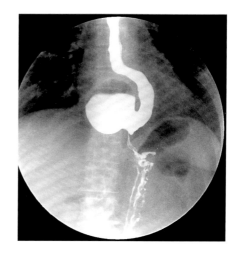

图5-3-13 食管壶腹 食管下段管腔扩大呈卵圆形，边缘光滑，食管前庭无明显扩张。

图5-3-14 食管下段憩室 憩室位于食管壁右侧，呈囊样扩张，憩室水平以下仍可见有正常的腹段食管及贲门。

第四节 老年性食管

一、病因和临床表现

老年人因骨质疏松、部分椎体呈压缩改变、椎间盘变性萎缩等原因使得脊柱纵轴缩短而造成食管相对过长，引起食管松弛、迂曲改变。

当脊柱后凸改变时，食管相应受到牵拉而发生短食管型裂孔疝，或因食管-贲门区固定结构松弛或缺失，易致患者发生食管裂孔疝。

因食管-贲门区功能改变极易发生胃酸反流，进一步发展为反流性食管炎，因此老年患者中食管裂孔疝和反流性食管炎发病率较高。

二、X线双对比造影表现

食管松弛迂曲、管腔不均匀扩张，黏膜纹稍毛糙，横行黏膜纹增多。

滑动性食管裂孔疝伴反流性食管炎，当卧位时易发生裂孔疝，且伴有胃-食管反流，食管下段黏膜纹增粗、不规则，钡剂排空延迟，管腔轻度狭窄。

短食管型食管裂孔疝形成，吞钡后多数发生食管反流，并有炎症表现。

第三收缩波，在未能观察到钡剂反流的老年患者中也可经常看到此收缩波（图5-4-1～3）。

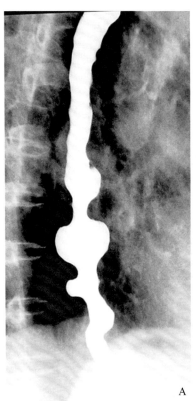
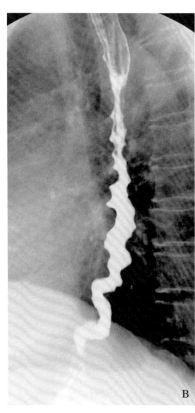
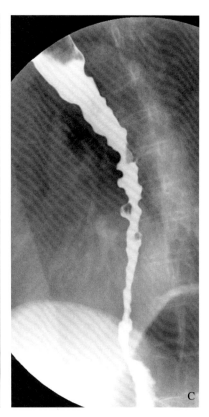

图5-4-1 老年性食管 食管松弛迂曲、管腔不均匀扩张，管壁不光滑，黏膜纹稍毛糙，可见第三收缩波，下段管腔轻度狭窄，贲门开放正常（A、B、C）。

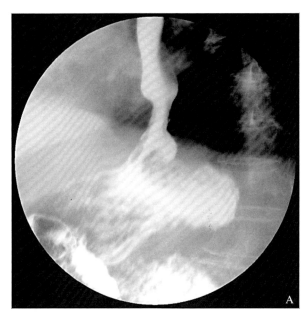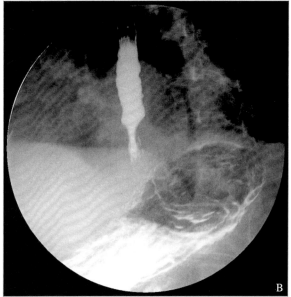

图5-4-2 滑动性食管裂孔疝伴反流性食管炎 A.平卧左前斜位时,膈上疝囊显影,食管内明显钡剂反流;B.右侧半立位,食管内钡剂廓清延迟,管壁可见浅的第三收缩波。

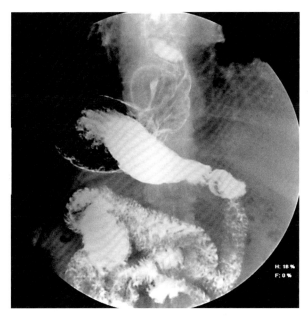

图5-4-3 短食管型裂孔疝 示俯卧位时伴贲门开放,钡剂及气体反流入食管。

（庄奇新 宋国平 赵培荣）

第六章

食管创伤

第一节 食管腐蚀伤

腐蚀性食管炎多因误服强酸、强碱等化学性物质,引起食管化学性灼伤,病变程度与腐蚀剂的性质、浓度、停留时间有关。

一、病理和临床表现

食管接触腐蚀剂后即刻发生一系列病理改变,早期1～4天为急性坏死阶段,食管充血、水肿、糜烂,表面有血性渗出及坏死组织。中期5～28天为溃疡-肉芽肿形成期,病变深达肌层,局部溃疡形成。末期3～4周为愈合瘢痕形成期,可造成食管狭窄,严重者食管壁全层形成较厚的纤维组织,可与周围组织粘连。严重腐蚀剂可能导致食管穿孔、纵隔气肿、纵隔炎等并发症。

主要临床表现为疼痛、呕吐、吐血、吞咽疼痛、进食困难、胸痛、声嘶、发热甚至出现休克等。并发症包括穿孔、纵隔炎、腹膜炎、食管瘘等。急性轻度腐蚀伤如果得到早期及时治疗,预后良好;急性重度腐蚀伤或转为慢性,预后差,甚至导致严重的长期并发症,20～40年后食管癌发病率提高。

二、影像学表现

根据吞服腐蚀剂病史及典型症状,诊断多无困难,X线检查主要在于确定病变部位、范围及程度,便于制订临床治疗方案。造影检查须在患者能进食流质情况下进行,一般在受伤后1～2周,怀疑穿孔需立即检查者,多用非离子型含碘对比剂。

轻度患者主要表现为黏膜增粗、紊乱,管腔狭窄,对比剂在黏膜表面附着不好,食管狭窄,并不能扩张,可见多发不规则钡斑,病变多位于主动脉弓水平以下,以食管中下1/3为多。晚期中重度患者主要表现为较长范围的食管向心性狭窄,可伴有食管龛影或假憩室形成,严重者对比剂通过困难,食管缩短,其上段食管可见扩张。食管穿孔患者可见对比剂经食管进入纵隔,CT检查可见纵隔影增宽或纵隔气肿形成。CT表现主要为食管壁增厚(>5 mm),急性期可见靶征,黏膜层的强化高密度及黏膜下的低密度组成。食管穿孔并发症,主要包括纵隔气肿、纵隔炎、胸腔积液等,食管可见一长短不规则向心性狭窄(图6-1-1,图6-1-2)。

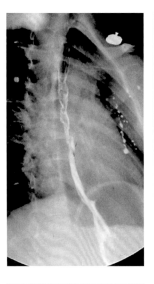
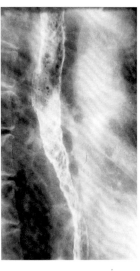

图6-1-1　误服强碱溶液后1周　食管钡剂检查见食管中段黏膜增粗,管壁边缘呈锯齿状。

图6-1-2　误服强碱溶液后1个月　食管钡剂检查见食管全程黏膜增粗,管壁毛糙,食管中段狭窄。

第二节　食 管 异 物

随着人民生活水平提高、饮食结构改变,食管异物病人在急诊病人中的比例不断提高,一些不能被吸收的物体卡在食管内称为食管异物。成人常见的有鱼骨、鸡骨、义齿等,儿童还有硬币、玩具零件、珍珠、电池、别针等。80%的异物嵌塞发生于儿童。异物可以导致食管的部分狭窄、堵塞。

一、临床表现

主要表现为胸骨后疼痛、发绀、吞咽困难、呼吸困难、喘息等。高危人群主要包括有食管疾病史、罪犯、精神疾病或心理障碍患者。

二、影像学检查和表现

急诊放射科的食管钡絮检查是食管异物最常用的检查方法,硫酸钡剂的浓度要求与食管钡剂检查浓度的相仿,加入一些牵松的消毒棉絮后,将钡剂与棉絮绞拌、混合后大口吞服。

（一）食管鱼刺

食管鱼刺是食管异物最常见的一种,病人有明确的吃鱼或进食鱼类食品病史,且进食后即刻有咽-食管异物感,严重者有疼痛、吞咽困难,食管钡絮检查多数可见食管壁有钡絮悬挂(图6-2-1)。

（二）食管鸡骨

鸡骨卡在食管内并不少见,病人能够明确病史,症状却要比鱼刺严重,食管钡絮检查发现食管壁上的悬挂钡絮要比鱼刺多,并且可以发现钡絮衬托下的鸡骨(图6-2-2)。

（三）伴有梗阻症状的食管异物

体积比较大的物体如硬币、玩具零件、义齿等误入食管后可能会在食管入口、贲门、左支气管分叉等狭窄处停留,有些异物由于带钩状物,会卡在食管壁上。它们除了有咽-食管异物感、疼痛外,常伴有梗阻症状,钡剂不能通过或钡剂通过减缓、分流、偏流、包绕异物,局部食管黏膜增粗、紊乱(图6-2-3)。

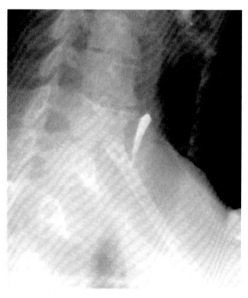
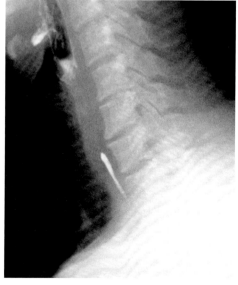

图6-2-1　食管异物（鱼刺）　食管钡絮检查站立针、侧位见食管上段钡絮悬挂。

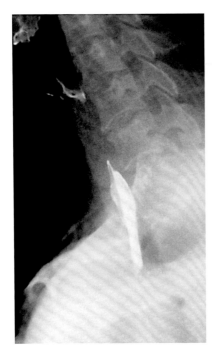
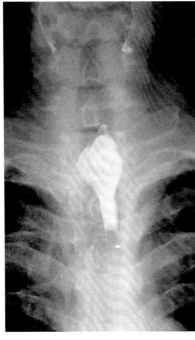

图6-2-2　食管异物（鸡骨）
食管钡絮检查站立斜、正位见食管上段钡絮悬挂并可见钡剂衬托下的鸡骨。

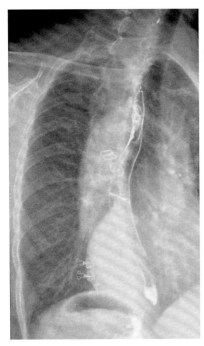
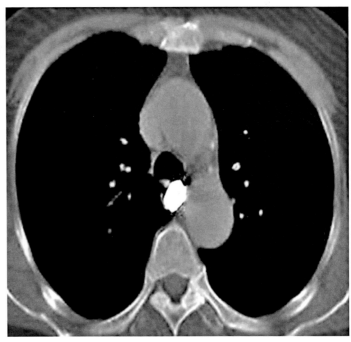

图6-2-3　食管异物（义齿）　食管钡絮检查见气管分叉平面不规则异物,CT见高密度义齿。

（四）CT检查对食管异物的作用

通常食管异物用食管钡絮检查就能够明确诊断,但是对于一些细小异物,或扎进食管壁较深,不能挂钡絮的异物,CT扫描可以发现病变

（图6-2-4）。

一些食管异物会进入消化道自行排出,不能自行排出的食管异物,通常要用内镜取出,术前CT定位对随后的取异物手术有帮助。

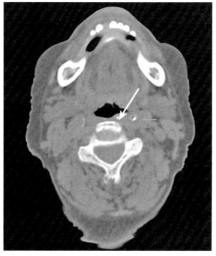
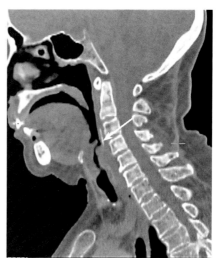

图6-2-4 咽后壁鱼刺 食管钡絮检查不能发现异物,CT扫描及矢状面重建见食管入口偏左侧上方细针样高密度鱼刺(箭)。

第三节 食 管 穿 孔

食管穿孔大部分原因为食管异物所致,少部分为医疗损伤,以颈段多见。细小的食管穿孔后,组织间隙内进入的炎性组织多数会慢慢吸收、消散,但是一部分会形成脓肿,由于颈部间隙相互连通,脓肿有蔓延、扩散的危险,应该尽早行切开引流。

一、临床表现

细微的食管穿孔(如鱼刺、异物等),可有颈、胸部疼痛、发热等症状,如食管穿孔处感染继发脓肿,症状会加重,出现饮流质时发生呛咳等症状。

二、影像学表现

细小的食管破裂穿孔,X线钡剂检查可见钡剂从食管破口进入周围组织,这样的小穿孔早期没有症状,但是有可能继发感染,形成脓肿(图6-3-1,图6-3-2)。

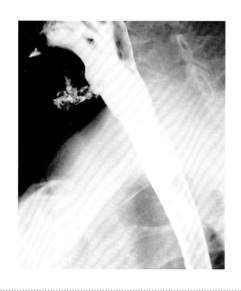
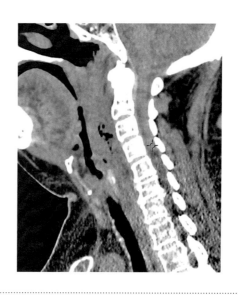

图6-3-1 食管小穿孔 钡剂经食管破口进入周围组织。

图6-3-2 咽-食管脓肿 CT见咽-食管壁肿胀,其中见气泡影。

第四节 食管破裂

食管破裂常常发生于外伤、暴饮暴食后，也可发生在颈、胸部手术中，颈、胸段食管常见。食管破裂远比胃、十二指肠破裂危险，必须马上开胸手术，否则形成脓胸、脓血症等并发症及中毒性休克，死亡率极高。

一、病理和临床表现

食管破裂十分凶险，尤其是暴饮暴食后的食管破裂，由于剧烈呕吐，大量胃内容物短时间内要通过食管吐出，巨大的压力差引起食管破裂，此时胃内大量的气体、胃内容物通过食管破口进入纵隔，尤其是大量胃酸、胆汁、酒精、食物涌入纵隔后，与纵隔内的组织、细胞发生化学反应，纵隔内组织、神经、血管受刺激后，引起激烈的反应，胸腹部发生剧烈的疼痛、呼吸困难，炎性组织向相邻间隙蔓延、扩散，形成纵隔气肿、颈胸部皮下气肿，纵隔胸膜破裂后会继发形成气胸、液气胸、胸腔积液或脓气胸。此时若不能马上开胸，进行食管修补和纵隔清创引流手术，很可能会发生患者电解质紊乱、脓血症等并发症及中毒性休克，死亡率极高。纵隔内进入的胃内容物不能及时清除，就会发生纵隔脓肿。纵隔脓肿十分危险，临床治疗十分困难，它不能像其他脓肿一样切开引流，脓肿若不能控制，容易向胸腔括散，形成脓胸、脓血症等并发症及中毒性休克。笔者遇到1例因暴饮暴食，呕吐后胸腹部剧烈疼痛、呼吸困难，经食管造影检查和CT明确食管破裂后，临床即刻行剖胸探查，术中发现食管下段近膈肌处，食管有2处破裂，黏膜外翻，食管左侧壁破裂6 cm，右前壁破裂3 cm，纵隔软组织明显坏死呈灰黑色，胸腔内吸出约600 ml胃液伴食物残渣。

二、影像学表现

当临床有暴饮暴食后胸腹部剧烈疼痛、呼吸困难时，要怀疑食管破裂，要及时做X线立位胸片，若发现有纵隔气肿、气胸、液气胸、纵隔增宽或纵隔内气液平面时，要及时行食管造影，采用易被吸收的碘油或水溶性含碘对比剂，X线下可见对比剂进入纵隔或胸腔内。

CT可以明确显示食管破裂的形态改变，表现为食管扩张、管壁增厚、食管内可见大量残留食物和气体，纵隔内可见大量气体，吞服含碘对比剂后，可见大量对比剂进入纵隔、胸腔（图6-4-1～3）。

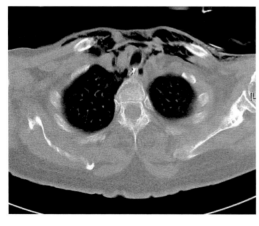
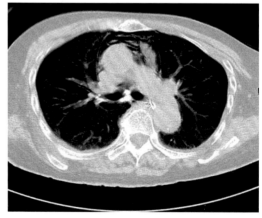

图6-4-1　食管破裂后皮下及纵隔气肿　CT扫描见颈胸部及纵隔积气。

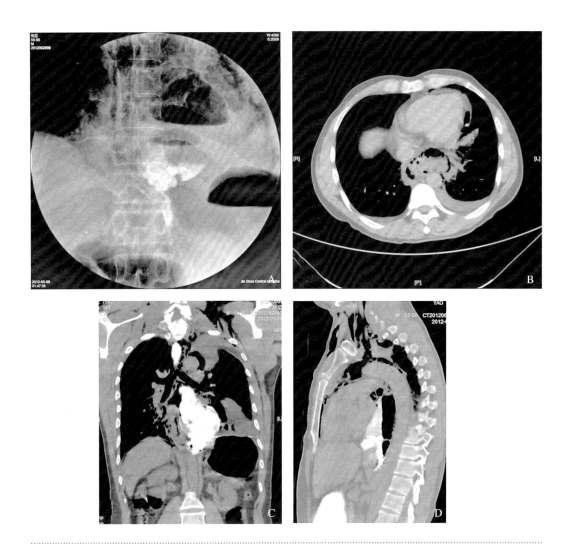

图6-4-2 暴饮暴食后食管破裂 立位X线食管碘剂造影见纵隔内大量气体,含碘对比剂进入纵隔内。CT扫描及冠状面、矢状面重建图像见食管形态改变,管壁增厚,食管内见大量残留食物和气体,纵隔及皮下气肿、对比剂进入下纵隔内,两侧胸腔少量积气。

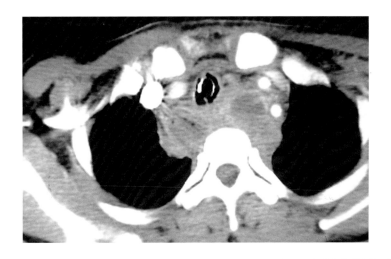

图6-4-3 纵隔脓肿 CT增强扫描见上纵隔炎性肿块,左侧可见环形强化的低密度脓腔。

第五节 放射性食管炎

一、病理和临床表现

　　因肺、纵隔、脊柱和食管肿瘤的病人接受放射治疗,尤其是大剂量放疗和重复放疗后均可能引起放射性食管炎,早期表现为食管激惹、疼痛、分泌物增多。后期食管黏膜、肌层坏死,炎性细胞浸润,逐渐发展为黏膜下纤维化,出现食管狭窄、黏膜上皮变性、坏死、溃疡形成,此时出现胸后疼痛、烧灼感,并出现不同程度的吞咽疼痛和吞咽困难。

二、影像学表现

　　早期食管钡剂检查见食管激惹征象,局部可见管壁痉挛、黏膜水肿。后期食管钡剂检查见食管壁增厚,管腔挛缩或狭窄,CT、MR见食管壁增厚、管腔狭窄(图6-5-1,图6-5-2)。

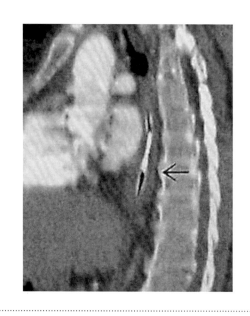

图6-5-1 放射性食管炎 CT增强扫描见食管壁增厚、管腔狭窄。

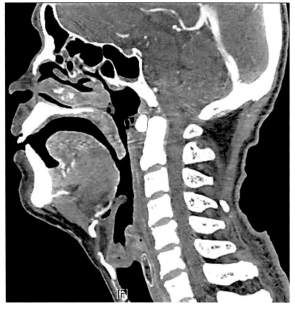

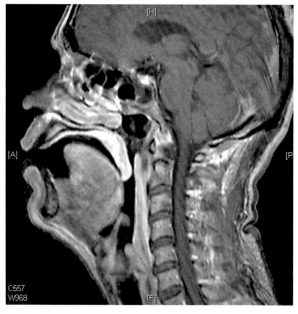

图6-5-2 鼻咽癌放疗后 CT、MR见咽后壁及食管入口增厚。

（陆靖　庄奇新）

第七章

食管炎性疾病

第一节　反流性食管炎

一、病因与病理

反流性食管炎是一种常见的消化道疾病，是因为胃酸和胃消化酶反流入食管后，当食管下段抗反流机制减弱时，胃酸和胃消化酶对食管上皮发生消化作用，从而引起炎症。食管黏膜为鳞状上皮，它对胃酸和胃消化酶缺乏抵抗力，当胃液经常反流入食管，如果食管不能迅速将胃酸清除，其对鳞状上皮就会发生消化作用。伴有和不伴有食管裂孔疝的胃食管反流是本病最多见的致病因素，贲门手术后也可以引起本病发生。

反流性食管炎主要发生在食管下段，这是因为反流物在食管下段的停留时间，比食管上段中段时间长。病变范围，长短不一，自数厘米至十余厘米。病变早期表现为黏膜充血水肿，伴有表面糜烂和表浅性小溃疡，炎症进一步发展，溃疡扩大融合，严重者可呈现为地图样改变；后期炎症可深达肌层，引起黏膜下层纤维组织增生，黏膜面可呈轻度息肉样变。纤维收缩可形成食管管腔狭窄和食管缩短，食管缩短可引起短食管型食管裂孔疝形成。

反流性食管炎的组织学表现主要有：① 由于中性粒细胞浸润引起急性炎症性改变；② 由于上皮缺损引起糜烂性炎症性改变；③ 淋巴细胞和巨噬细胞浸润，间质纤维化形成慢性炎症性改变；④ 食管鳞状上皮被胃黏膜柱状上皮所代替，并可以发生或浅或深的溃疡（Barrett 溃疡）。

二、临床表现

主要症状为胸骨后疼痛，症状轻者为烧灼感，症状重者可为剧烈刺痛，疼痛可以反射至肩胛区或背部。多数病人出现的症状不典型，可被误诊为心脏病、消化性溃疡等。早期由于炎症所致的局部痉挛，可出现间歇性的吞咽困难，当纤维瘢痕形成食管狭窄，患者可出现持续性的吞咽困难。

三、影像学表现

食管双对比造影检查是最常用的检查方法，其表现取决于病程的长短以及病变的程度。

早期或者轻度反流性食管炎的X线表现主要为食管功能性改变，包括食管下段痉挛性收缩、第三收缩波、横行皱襞以及胃-食管反流。食管下段痉挛性收缩表现为在双对比检查时，食管下段轻度狭窄，但其边缘光滑规则，狭窄段以上食管内有钡剂存留，当让病人再次吞服钡剂后，狭窄段食管可以再次扩张。第三收缩波表现为狭窄段食管边缘不规则，呈现或深或浅的锯齿状。正常食管在双对比造影中少见横行皱襞，当发生反流性食管炎时，可见有横行皱襞，皱襞较宽，可达 3～4 mm，多位于狭窄的近侧。由于患者间胃-食管反流的程度不同，其X线表现也不同，有的只有少量钡剂或气体反流，有的会有大量钡剂反流，致使整个食管被钡剂充盈。在双对比造影时，嘱患者向左旋转将钡剂倒入胃底内，然后让患者向右缓慢旋转,这时仔细观察贲门区,在左侧身体抬高约30°时,此时贲门呈现尖状突出指向食管下段,嘱患者进行深呼吸,常可见到钡剂缓慢或极速倒流入食管。

中度和重度的反流性食管炎常常表现为食管壁的器质性改变。中度表现为食管黏膜面粗糙,食管轮廓轻微不规则,管腔稍有狭窄。食管下端可见弥漫分布的小结节影,或表现为食管下段纵行线条样或斑片样钡斑,食管下段轻度狭窄。重度反流性食管炎表现为食管管腔狭窄及明显溃疡形成,黏膜增粗紊乱,管腔狭窄多呈管状或漏斗状,边缘毛糙不平,管壁僵硬,狭窄段管腔不能扩张,狭窄段以上食管轻度扩张,病变段食管与正常食管呈现逐渐过渡。管壁溃疡多位于食管与胃结合部附近,多呈圆形或卵圆形,其长轴与食管纵轴一致,边缘光滑。病变严重者可形成巴雷特食管炎或和溃疡(图7-1-1～6)。

四、鉴别诊断

反流性食管炎主要与早期食管癌相鉴别。反流性食管炎主要发生在食管的下段,可见钡剂反流,食管下段痉挛性收缩,有时可见第三收缩波,

黏膜纹增粗,表面细颗粒样或小结节样改变,病变段与正常段食管逐渐过渡。反流性食管炎形成的溃疡主要表现为线状溃疡,多数纵横交错。食管癌形成的溃疡常常在食管壁的一侧,周围食管壁僵硬。有时食管癌与反流性食管炎鉴别十分困难,需要行食管镜活检。

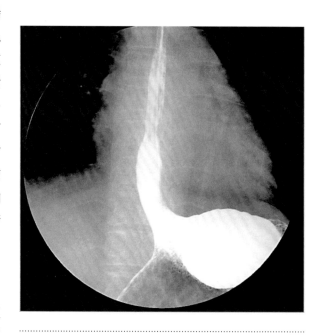

图7-1-1 患者从右前斜位向平卧位旋转时,可见多量钡剂明显反流入食管。

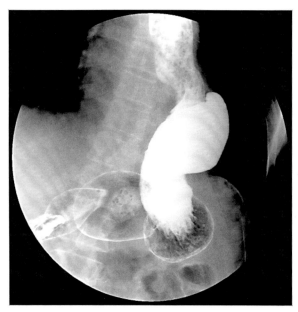

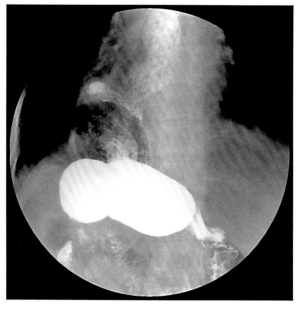

图7-1-2 患者贲门癌术后,由于贲门结构改变,患者在仰卧位及俯卧位时可见明显钡剂反流入食管,食管扩张。

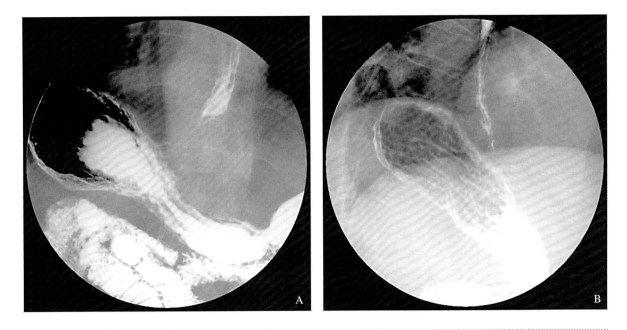

图7-1-3 反流性食管炎 A.患者俯卧位时见食管下段黏膜纹增粗,少量钡剂未排空。B.患者左侧半立位示食管下段黏膜纹增粗,表面不光整。

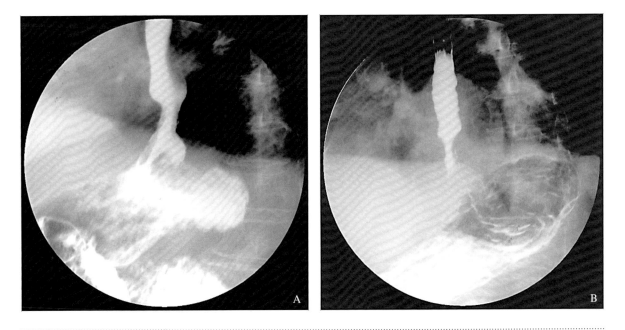

图7-1-4 滑动性食管裂孔疝伴反流性食管炎 A.患者由仰卧位向右侧位旋转时,贲门向上移动至膈上,同时贲门开放钡剂反流入食管内。B.患者右侧半立位吞钡,钡剂延迟排空,贲门已下移至膈下,下端食管黏膜纹增粗,下段食管可见浅淡第三收缩波。

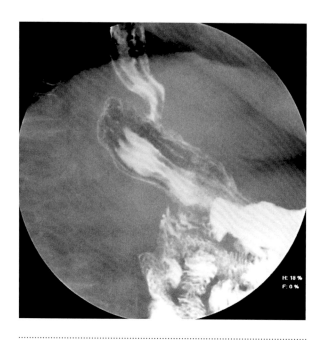

图7-1-5　反流性食管炎　患者俯卧位,食管扩张,内见钡剂留
存,下段黏膜纹明显增粗,边缘不光整。

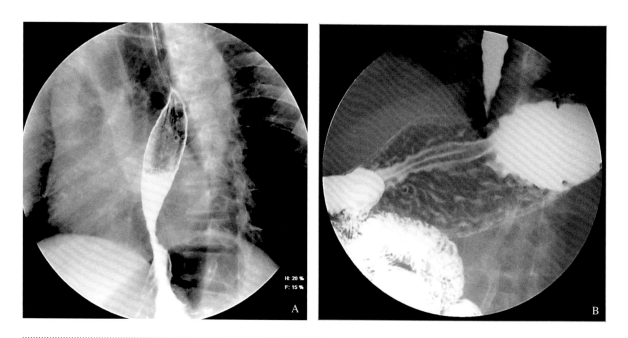

图7-1-6　反流性食管炎　A.左前斜位食管下段钡剂通过时管腔狭窄,管壁稍毛糙。B.仰卧位时,食管下段钡剂留存,并可见浅的
第三收缩波。

第二节 巴雷特食管

一、病因与病理

巴雷特食管（BE）是食管腺癌的癌前病变，其癌变的危险性较一般人高出几十倍。巴雷特食管是指食管下段正常的复层鳞状上皮被单层柱状上皮替代的一种病理现象。1950年，英国心胸外科医生 Norman Barrett 首先提出。BE 最初定义为食管下段的正常鳞状上皮被柱状上皮所替代，其受累长度>3 cm，称为长节段BE。新定义为食管下段组织学活检有肠化生柱状黏膜上皮存在，不考虑其受累长度，也称为短节段BE。

病理改变主要为黏膜呈慢性炎症性改变，鳞状上皮细胞增生、角化，伴有柱状上皮化生，严重者柱状上皮替代鳞状上皮。黏膜下有炎性细胞浸润，累及肌层时可发生纤维化，也可形成瘢痕，导致食管管腔狭窄。食管下段黏膜不规则，呈网状和鹅卵石样改变。

巴雷特食管上皮组织学分型：① 胃底型，与胃的上皮相似，可见主细胞和壁细胞，上皮萎缩且腺体较少、短小。② 贲门型，与贲门上皮相识，胃小凹和黏液腺体，无主细胞和壁细胞。③ 肠化生型，分为小肠型、大肠型、完全型和不完全型，大肠型癌变风险最大。④ 间变型，分为低度间变和高度间变，上皮细胞形态结构有异常表现，属于癌前病变。⑤ 癌变，大量研究显示，BE 为食管腺癌和部分贲门癌的癌前病变。当BE 恶变时，其过程为胃食管前庭功能不全→慢性胃食管反流→鳞状上皮化生→消化性食管炎→BE 特殊型上皮化生→轻度重度不典型增生（间变）→腺癌。

巴雷特食管的病因有两种学说。

1. 先天学说 是指在胚胎发育期间，食管鳞状上皮未能完全替代柱状上皮而导致柱状上皮残留。

2. 后天学说 后天获得性原因有多种：① 胃食管反流，多数学者认为BE 是因为发生食管反流，食管下段黏膜长期在胃酸、胃酶和（或）小肠液作用下的适应性改变。因此BE 可见于食管裂孔疝、短食管、食管下段括约肌功能不全、全胃切除术后、硬皮病等。② 遗传因素。③ 吸烟、饮酒等不良生活习惯。④ 幽门螺杆菌感染。⑤ 药物和化疗等，抗 AIDS 药物和化疗可损失食管黏膜。

二、临床表现

本病的发生有两个高峰年龄段，分别为0～15岁和40～80岁，多见于50岁以上，平均年龄55～65岁，男性占多数。临床症状主要由反流性食管炎和其并发症所致，反酸为常见症状，还可见胸闷、胸痛、烧心、吞咽梗阻感、剑突下疼痛、食冷热酸性食物时疼痛加重。有20%～40% BE 患者也可无明显的临床症状。

三、影像学表现

巴雷特食管的诊断主要依赖于内镜活检，Winter 统计 X 线食管造影的阳性率约为24%。X 线双对比造影检查对食管裂孔疝的显示优于内镜。

1. 食管下段局限性狭窄 伴有食管裂孔疝和确定性反流的中度狭窄是最好的诊断线索。狭窄多位于食管下段，呈环形，边缘比较光滑，与正常食管呈逐渐过渡，狭窄段以上食管稍扩张或不扩张。

2. 食管裂孔疝 在长节段BE 患者中几乎都有食管裂孔疝，在短节段BE 患者中，约72%有食管裂孔疝。

3. 反流性食管炎表现 长节段BE 表现为中度黏膜纹增粗、不规则，管腔狭窄，溃疡形成；短节段BE 中表现为食管下端黏膜增粗，呈颗粒样，伴有表浅和小的溃疡形成。

4. 网状黏膜　X线双对比造影检查时，食管下段黏膜紊乱，表面有钡剂充盈的沟和裂隙，形成网格样改变，多见于巴雷特食管，Gilchrist等认为网状黏膜是巴雷特食管的特异性表现，具有诊断价值。国内李文华等总结巴雷特食管16例，只有1例具有典型网状黏膜，其余显示粗乱毛糙不均等（图7-2-1）。

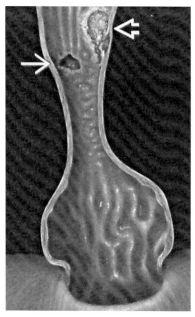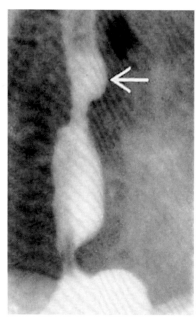

图7-2-1　巴雷特食管　胃底和贲门伸入膈上（食管裂孔疝），箭示食管下段多发溃疡形成。

第三节　特异性食管炎（特发性食管肌层肥厚症）

一、病因与病理

属罕见疾病，病因未明，可能为先天性的，也可能与平滑肌功能失调或与炎症有关，男性多发，约占85%，发病年龄平均为60岁，病人一般情况良好，营养、发育正常，实验室常规检查通常没有明显异常，锁骨上淋巴结不肿大。

特发性食管肌层肥厚症一般好发于食管中下段，术中见食管质稍硬，与主动脉弓、降主动脉、左肺动脉、左主支气管、食管床两侧胸膜、胸导管紧密粘连。

病理：显微镜下见平滑肌及神经束增生，尤以环层肌增生为著，神经束周围大量淋巴细胞浸润，淋巴滤泡形成。淋巴结呈反应性增生，免疫组化SMA呈阳性。

二、临床表现

主要表现为起病缓慢的咽下困难，慢性进行性的吞咽困难，无胸痛及其他不适，也有的病人诉有绞榨样胸痛。

三、影像学表现

食管钡剂检查见食管-贲门部有痉挛，其上方食管管腔呈明显扩张、伸长，类似贲门失弛缓症，但食管黏膜正常，蠕动、收缩正常（图7-3-1）。

CT检查见食管壁弥漫性均匀增厚、密度均匀、具轻度强化，与周围组织界限清楚。矢状面重建图像见食管全长弥漫性管壁均匀增厚，与降主动脉、心包间隙清楚（图7-3-2）。

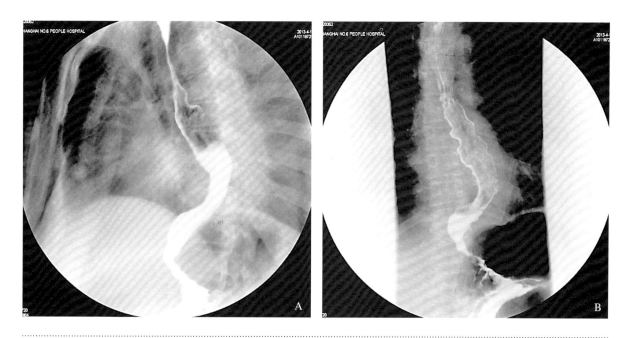

图7-3-1　特发性食管肌层肥厚症　食管钡剂检查见食管伸长、扭曲、扩张,食管蠕动、收缩稍缓慢,食管黏膜正常(A、B)。

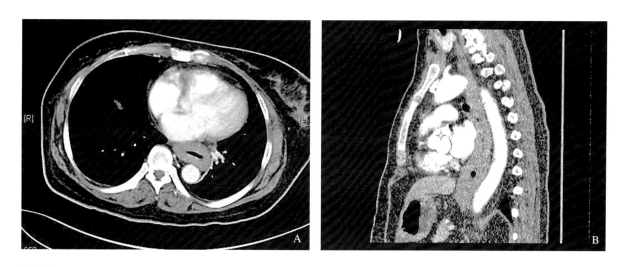

图7-3-2　特发性食管肌层肥厚症　胸部CT增强扫描及其矢状面成像见食管壁弥漫性均匀增厚、密度均匀、具轻度强化,与周围组织界限清楚(A、B)。

第四节　食管克罗恩病

一、病因与病理

食管克罗恩(Crohn)病是胃肠道Crohn病的一部分,它以溃疡性肉芽肿性炎为主,单独发生于食管者少见,只占约0.2%～3%。文献报道较少,往往是个案报道。病理改变主要为单发或多发节段性肉芽肿性病变及纤维化造成管腔狭窄。

病变早期,食管壁炎症性表现,黏膜水肿、糜烂及纵行溃疡形成;进展期,食管管壁收缩、管腔狭窄,其长度通常超过1 cm;晚期,食管管腔持续性狭窄形成。

二、临床表现

病变早期,患者临床表现为吞咽困难或吞咽疼痛;逐步发生呕吐。一部分患者可通过药物治疗治愈,而多数患者因食管狭窄,吞咽困难持续性存在需要进行管腔扩张。并发症包括瘘管形成,继发纵隔炎、脓肿或形成气肿。

三、影像学表现

病变多位于食管下段,病变处黏膜纹增粗、不规则,病灶呈偏心性,斑块状或结节样隆起,管腔狭窄,严重者可形成食管气管瘘。早期和进展期Crohn病的诊断主要根据临床病史和食管钡剂检查,可以发现食管黏膜水肿、食管轻度激惹征象,钡剂在管壁黏附差、通过迅速。晚期食管Crohn病,食管明显节段狭窄或全程狭窄,食管呈僵硬感、蠕动迟缓、钡剂在管壁黏附差,临床有吞咽障碍的症状。

晚期食管Crohn病CT增强检查示病变段食管管壁增厚,增强后均匀强化,周围脂肪间隙内可见不同程度渗出影(图7-4-1)。

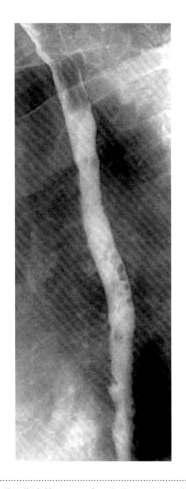

图7-4-1 进展期食管Crohn病 食管略显僵硬、管壁毛糙,边缘可见细小充盈缺损影。

(宋国平 庄奇新)

第（八）章

食管静脉曲张

一、病理生理及临床表现

（一）病理生理

食管任何部位的静脉回流障碍均可引起食管静脉曲张，食管静脉曲张是门脉高压的重要并发症，因为在门脉高压时，门静脉和上腔静脉之间有侧支循环形成。常见于肝硬化门静脉高压病人。食管中下段的静脉与门脉系统的胃冠状静脉、胃短静脉有吻合与交通，当门脉高压时，大量门脉血经胃冠状静脉、胃短静脉反流入食管下段静脉丛，经奇静脉进入上腔静脉，使其曲张。食管钡剂检查是诊断食管静脉曲张的主要方法，检查前肌注山莨菪碱（6542-2）20 mg有助于松弛平滑肌，有利于隆起的静脉显示（图8-1-1）。

（二）临床表现

食管静脉曲张破裂出血最突出的症状是呕血，往往是突然发作，血液颜色鲜艳，涌吐而出，甚至呈喷射状。因而在急性上消化道出血中，如患者突然出现休克者，临床上往往多见于门静脉高压所致的食管静脉曲张出血。如患者曾有肝炎、血吸虫病或慢性酒精中毒病史，体格检查见蜘蛛痣、腹壁静脉怒张、脾肿大甚或腹水，而肝功能检查有异常，则往往提示是肝硬化合并门静脉高压。

二、影像学检查

（一）食管钡剂检查

早期显示食管中下段黏膜皱襞增粗、不光整、迂曲，管壁轮廓呈锯齿状；中期病变迁延至食管中段，黏膜皱襞粗大，扭曲呈蚯蚓状，并可见串珠

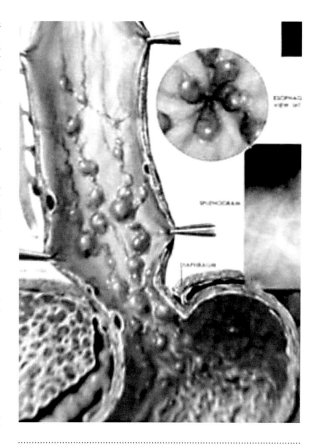

图8-1-1　食管静脉曲张示意图

状充盈缺损，食管稍扩张，管壁轮廓凹凸不平，钡剂排空延迟；晚期范围明显延长，可累及食管全段，静脉曲张形成明显的充盈缺损。管壁凹凸不平及管腔扩张，张力减低，可合并胃底静脉曲张。食管壁柔软，收缩自如，是与食管癌的重要鉴别点（图8-1-2～4）。

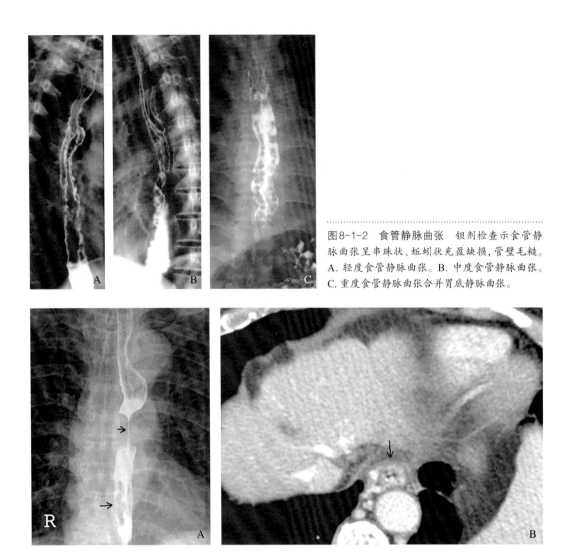

图8-1-2　食管静脉曲张　钡剂检查示食管静脉曲张呈串珠状、蚯蚓状充盈缺损，管壁毛糙。A. 轻度食管静脉曲张。B. 中度食管静脉曲张。C.重度食管静脉曲张合并胃底静脉曲张。

图8-1-3　食管中段癌合并上行性食管静脉曲张　A. 食管下段葡萄状充盈缺损。B. 对比增强CT图像示肝硬化和食管下段黏膜下突起的静脉。

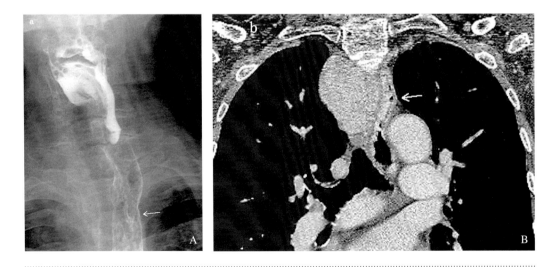

图8-1-4　下行性食管静脉曲张　A. 钡剂检查见左侧邻近食管壁位移及管壁增厚，呈结节状皱褶。B. 对比增强CT显示较大的胸内甲状腺肿，压迫邻近食管引起蛇形强化的曲张静脉。

（二）CT检查

增强三维重建CTA可以明确曲张的范围及程度，尤其对食管旁静脉曲张及静脉曲张硬化治疗后随访有一定价值。影像表现为管壁增厚，管腔不规则，常合并胃底静脉曲张，除食管黏膜下或食管旁区外，肝胃韧带区可以出现卵圆形或葡萄状软组织影，增强扫描可以显示明显强化的迂曲血管团，呈持续强化、延迟性强化（图8-1-5）。

（三）MRI检查

MR门脉造影加MIP重建可显示曲张的食管静脉网，其效果近似血管造影，典型的食管静脉曲张可表现为食管下段周围静脉、胃冠状静脉、胃短静脉及奇静脉呈圆条状、蚯蚓状扩张、迂曲。

（四）DSA检查

多采用经肠系膜上动脉插管的间接门脉造影，表现为门静脉的延迟显影、主干增宽，肝内属支呈枯树枝状，对比剂经胃冠状静脉逆行至迂曲扩张的食管静脉。DSA对静脉固化栓塞十分必要（图8-1-6）。

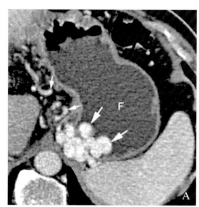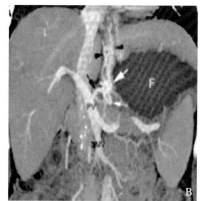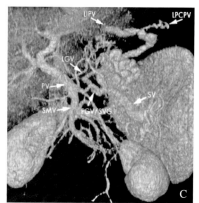

图8-1-5 CT增强及CT静脉血管造影 A.增强CT示食管下端及胃底迂曲扩张的静脉。B.CTA示门脉主干及扩张的食管胃底静脉。C.CTA三维重建像示门脉主干及迂曲扩张的侧支静脉。

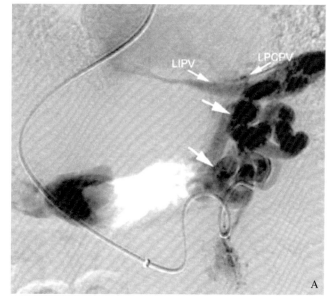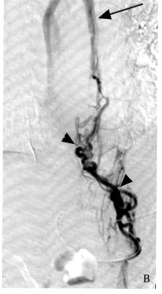

图8-1-6 经皮穿刺直接门脉造影 A.门脉属支迂曲扩张。B.胃底食管静脉曲张（箭头）；纵隔引流静脉（长箭）。

三、鉴别诊断

1. 与气泡相鉴别　食管钡剂造影动态观察，气泡造成的充盈缺损可消失。

2. 与第三蠕动波相鉴别　后者表现为黏膜皱襞正常，常见于贲门失弛缓症或老年人。

3. 与食管炎鉴别　食管黏膜下炎症和水肿偶尔会被视为增厚，钡剂检查食管黏膜纵向折叠类似于静脉曲张征象，结合其他影像检查可资鉴别。

4. 与食管癌（静脉曲张样食管癌）鉴别　后者多发生于食管中段，表现为黏膜皱襞中断破坏，不规则充盈缺损，管壁僵硬，管腔恒久狭窄，病变段与正常食管截然分界等，且后者有进行性吞咽困难病史，而前者多有肝硬化病史（图8-1-7）。

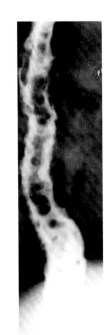

图8-1-7　食管癌　钡剂检查示食管壁僵硬，黏膜中断，不规则充盈缺损。

（孟令平）

第九章

食管肿瘤

第一节　食管良性肿瘤

食管平滑肌瘤

食管良性肿瘤少见，在全部食管肿瘤中不足1%，而食管平滑肌瘤是最常见的食管良性肿瘤。食管平滑肌瘤发生于食管黏膜下壁内的平滑肌组织，因而在食管下段较多，其次为食管中段，由于食管上段系平滑肌与横纹肌移行区，因此平滑肌瘤较少发生，只占5%～10%。食管平滑肌瘤由于症状出现较晚，因此肿瘤往往可以长得比较大，最大可以达6 cm。

一、病理和临床表现

食管平滑肌瘤大多起源于食管管壁肌层，肿瘤呈膨胀性生长，质坚实，被以黏膜，肿瘤可向腔内或腔外突出，有时可同时向腔内外突出，形成哑铃状。肿瘤可大小不一，形状不一，多呈类圆形，有的可环绕管壁，呈马蹄形，并引起食管狭窄。肿瘤表面黏膜正常，黏膜可因挤压变平。临床症状多较轻微，主要为不同程度的吞咽困难，最常见的是轻度下咽不畅，很少影响正常饮食，个别病例肿瘤较大则出现明显的吞咽困难，其次为胸骨后或喉部隐痛不适，其余包括胸闷、气促等，因肿块较大压迫气管和气管隆突等。

二、影像学表现

食管气钡双对比造影是诊断本病的首选检查方法，其诊断正确率较高。钡剂流到肿瘤的上方时可有短暂的停留，随即沿肿瘤与正常食管壁间隙流过，可有钡剂分叉（分流）现象。钡剂通过后，肿瘤上下的食管收缩，局部食管轻度扩张，可看出肿瘤的边界、大小，呈边界锐利之"双边症"压迹。钡剂充盈相可见圆形或卵圆形软组织肿块，边缘光滑，也可呈结节状或分叶状；覆盖在肿瘤上下端的钡剂可表现为与食管长轴垂直的弧形阴影称"环形征"，较具特征性。由于肿瘤挤压其表面黏膜被推压弧形移位或展平可呈一致性阴影（图9-1-1，图9-1-2）。

CT检查显示肿瘤呈圆形或卵圆形软组织肿块，边界规整，多位于食管壁内，可向腔内或腔外突出，软组织肿块周围界线清楚，肿瘤多为单发。如肿块内见到钙化灶，多提示平滑肌瘤可能大。CT能清楚显示局部软组织密度肿块、肿块的强化程度，还能准确判断肿瘤的来源，对食管肿瘤向腔外生长与食管周围外压性病变的鉴别有较大价值（图9-1-3）。

MR冠状位、矢状位检查可明确显示肿瘤与食管的关系。CT与MRI对平滑肌瘤诊断及鉴别诊断是重要的补充检查手段。

食管息肉

食管息肉病因不明，临床上较少见，发病可能与慢性炎症有关，目前无明确证据表明其与幽门螺杆菌有关。

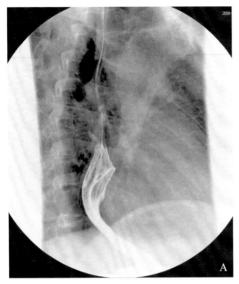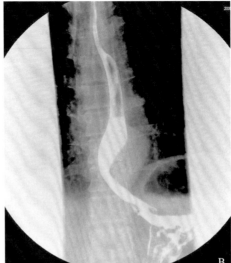

图9-1-1 食管下段平滑肌瘤 食管钡剂检查见食管下段光滑、边界锐利之压迹,呈"双边症",充盈像可见边界清楚的软组织肿块(A、B)。

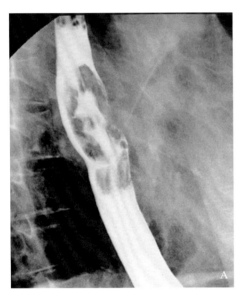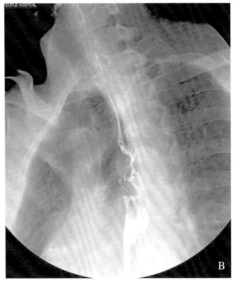

图9-1-2 食管中段平滑肌瘤 食管钡剂检查见食管中段边界清楚的分叶状结节(A、B)。

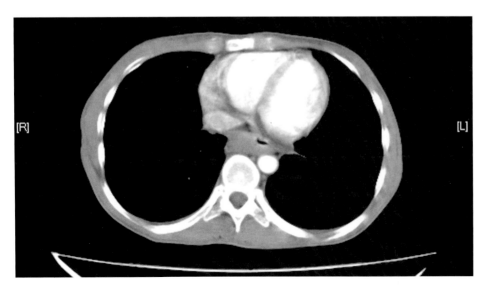

图9-1-3 食管下段平滑肌瘤 CT增强检查见食管内边界清楚的软组织肿块,肿块轻度强化。

一、病理和临床表现

食管息肉起源于黏膜层或黏膜下层,容易继发溃疡和出血,由纤维、血管、脂肪等组织构成,故又称纤维血管瘤、纤维脂肪瘤、黏液纤维瘤或有蒂脂肪瘤等。食管息肉多发生于颈段,偶尔可以发生于食管中段或下段。食管息肉一般为单发,食管腔内同时有两个或以上息肉极为少见。较小食管息肉临床上多无明显症状,较大息肉可以出现吞咽困难、咽部不适、呼吸困难、胸骨后隐痛、上消化道出血、呕出肿块等表现。其严重程度与食管管腔的梗阻程度有密切关系。由于食物长期刺激息肉或者息肉发生恶变,息肉表面常有溃疡形成,可引起呕血或黑便。

二、影像学表现

食管息肉非常少见,食管钡剂造影诊断食管息肉有一定困难。主要影像表现为带蒂的类圆形充盈缺损,小的带蒂息肉可在食管腔内沿着蒂径活动,息肉边界光整、锐利,稍大的息肉在切线位可呈宽底半圆形缺损,正位呈类圆形缺损。如果

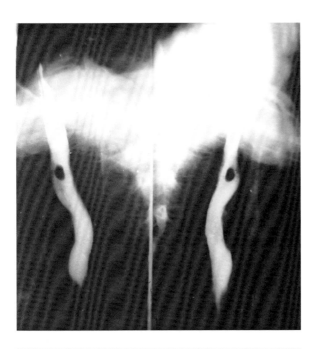

图9-1-4　颈段食管带蒂小息肉　卧位口服含碘对比剂后X线检查,见境界光滑的充盈缺损,随着变动体位而活动。

息肉较大,检查时可见食管腔内有一腊肠样充盈缺损,表面光滑,局部食管壁光滑,可以随吞咽动作上下移动,钡剂在其两侧有分流现象。笔者发现的一例颈段食管带蒂小息肉,食管钡剂检查时只能发现食管壁有小充盈缺损,但在卧位口服含碘对比剂后,见颈段食管内类圆形小充盈缺损,并且可见其随着变动体位而活动(图9-1-4)。食管CT扫描可以显示食管息肉的轮廓、大小以及与食管壁的关系,可作为食管钡剂造影的有效补充检查手段。

食管囊肿

食管囊肿属肠源性囊肿,发病率低,仅次于食管平滑肌瘤与食管息肉的食管良性病变,多发生于儿童及青少年,成人少见,男性多见,男女发病之比2：1。食管囊肿分为先天性与后天性。先天性食管囊肿较少见,主要为食管重复囊肿、包涵囊肿,可见于任何年龄段,以少儿多见,为下呼吸道和胃形成时,原肠发育异常引起,其细胞是由原肠或呼吸道分出并发展形成,多在婴幼儿或儿童期发现,常位于食管附近或壁内。后天性为食管潴留囊肿,一般是后天由于食管慢性炎症引起腺体导管狭窄、分泌物潴留形成。

一、病理和临床表现

食管在先天性胚胎发育过程中,胚胎第3～6周前肠始基错乱,原始前肠的侧壁在胚胎发育过程中发生间隔,将原始前肠分成前后二部,前肠腹侧最终发育形成气管、支气管;背侧发育成食管。脱落的原始前肠细胞在食管壁内生长而形成囊肿,为两层肌层所覆盖,内衬鳞状上皮或胚胎期食管各种上皮,囊壁可含黏液腺,但不含软骨,镜下见囊壁内有双层平滑肌是病理诊断食管囊肿的特征性表现。后天性形成食管囊肿为潴留囊肿,一般是后天由于食管慢性炎症引起腺体导管狭窄、分泌物潴留形成,特点是囊肿源于食管的黏膜基膜或黏膜下,向管腔突出,表面覆盖正常或

接近正常的食管黏膜。另外,还有食管支气管源性囊肿和食管胃源性囊肿,以其内发现软骨和胃黏膜而鉴别。食管囊肿多发生于食管中下段,少数发生于颈段食管,可呈管状或球状,2/3生于纵隔右侧,约80%不与食管相通。

本病发病于任何年龄,多见于儿童及青少年,男性多见,可发生于食管的任何部位,食管中下段比较多见。临床可出胸闷、吞咽困难及胸痛等症状。病灶较小者可无任何症状,随着病灶逐渐增大,可出现周围组织或器官压迫症状,但症状进展缓慢。

二、影像学表现

食管X线钡剂造影:食管囊肿的影像表现与食管平滑肌类肿瘤、神经鞘瘤、脂肪瘤、间质瘤等食管黏膜下肿瘤相似,表现为轮廓光滑的充盈缺损,切线位观察病变位于食管壁的一侧,常向右侧突出,囊肿较大时亦可向两侧突出。侧位见病变位于后纵隔,食管管腔常受压变窄,食管常有移位改变,黏膜皱襞无破坏,易与食管其他良性肿瘤混淆(图9-1-5)。CT扫描显示病灶密度均匀,囊肿内一般为水样密度,亦可因黏液浓稠,失去水样密度,密度偏高。囊肿一般呈圆形或卵圆

形,边界清楚,轮廓光滑整齐,增强后无强化,而边界更加清楚。借此可与消化道良性肿瘤性病变及间质瘤相鉴别。另可见邻近器官受压推移征象(图9-1-6)。

食管乳头状瘤

食管乳头状瘤(esophageal papilloma,EP)是发生于食管黏膜鳞状上皮的良性肿瘤,发病率很低,只占食管肿瘤的0.5% ～ 0.8%。1959年由Adler等首次报道,因其组织学上呈现乳头状结构,轴心为血管结缔组织,表面被覆增生成熟的鳞状上皮,故称为食管鳞状上皮乳头状瘤(squamous cell papilloma),简称食管乳头状瘤。

本病病因尚不明确,既往文献认为食管乳头状瘤是多种因素综合作用的结果,跟以下因素有关:① 黏膜损伤。胃食管反流、食管炎、食管裂孔疝、机械操作等引起的食管黏膜损伤可能是引发本病的主要因素。② 人类乳头状瘤病毒(HPV)感染。HPV与人类鳞状上皮有高度亲和性,特别是与HPV16、HPV18两种亚型有关,可导致食管鳞状上皮细胞多阶段演变为肿瘤。咽喉部乳头状瘤相对常见,因此食管乳头状瘤也可能与咽喉部

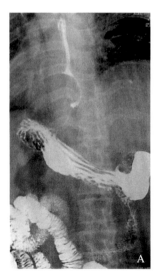
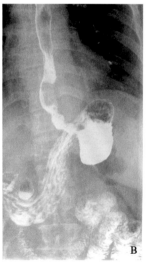

图9-1-5　食管下段囊肿　食管钡剂检查见食管下段充盈缺损,偏心性狭窄,黏膜无破坏,钡剂绕流(A、B)。

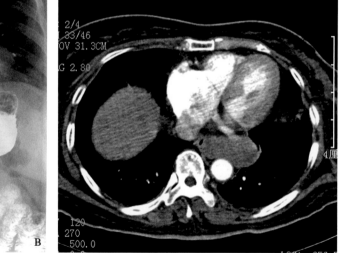

图9-1-6　食管囊肿　CT增强扫描见食管下段囊性肿块,囊液无强化,食管轻度受压内移。

乳头状瘤相关。有学者在增生的食管黏膜中发现HPV感染的免疫组化证据，认为挖空细胞是诊断HPV感染的一个组织学指征。

一、病理和临床表现

食管乳头状瘤病灶直径一般不超过1.0 cm，形状呈乳白色多乳头状隆起，质软匍匐状，亚蒂或广基，可见树枝状分枝，有的甚至可见乳头中心的细丝状红色血管影，如注水后观察，可见其立在水中摆动，状似一簇白色绒毛或柔软珊瑚，颇具特征；也有呈半球状隆起，粗看表面似光滑，但贴近仔细观察仍可见乳头状结构，只是乳头较粗且排列紧密，此种食管乳头状瘤常带有淡红色；少数呈扁平状微隆起，色泽偏白，表面有细颗粒状或短绒毛状。组织学上主要表现为鳞状上皮乳头状增生，乳头中央可见血管结缔组织轴心，被覆鳞状上皮细胞分化成熟，表层常有不全角化，部分病例出现挖空细胞，轴心及上皮内可有少量炎症细胞浸润。按其生长方式可分为外生型、内生型、峰型3种类型，以外生型最多见，内生型次之，峰型最少见。

男女均可发病，多发生在40岁以上。临床表现无特异性，病变早期常无任何症状，于胃镜检查时偶然发现；约50%的病例表现为上腹部不适症状如上腹部隐痛、纳差、反酸等，少数病例有胸骨后痛、吞咽困难以及黑便、贫血。国外文献报道部分食管乳头状瘤患者可继发食管鳞状细胞癌。所有食管乳头状瘤的诊断均依赖内镜和活检证实。内镜下特征：绝大部分EP呈球形或半球形隆起，多半无蒂，呈浅桃红色，质软，弹性尚好，大小约0.2～1.0 cm，多为单个，常位于食管中下段。少数EP为扁平状隆起，呈灰白色，表面颗粒状，部分病灶顶部糜烂呈红色。目前无针对本病有效的药物治疗，首选内镜下切除。内镜下切除病灶的方法有很多种，高频电切术是目前较为普及的一种，近年来还有氩气、微波、激光等方法。对于直径小于0.5 cm的病灶，可采用热活检钳或电凝灼除，也可直接用普通活检钳完整钳除。直径0.5 cm以上者，内镜下圈套电切、微波、氩气等治疗均可取得较好效果。

二、影像学表现

食管X线气钡双对比造影检查，切线位时病灶表现为黏膜下偏侧性弧形充盈缺损，表面光滑；病灶较大时，表现为食管腔内椭圆形充盈缺损，病灶长轴与食管长轴一致，轮廓较光整，病灶上下缘清晰，上缘可见杯口状改变（图9-1-7）；如病灶表面坏死溃疡形成，则在充盈缺损表面可见龛影。黏膜相显示病变处食管黏膜皱襞平展消失，充盈相及双对比相均显示病变区食管壁柔软、管腔舒缩良好，蠕动始终存在。CT检查对直径小于0.5 cm的病灶检出率较低，假阴性达48%；对于直径0.5 cm以上的病灶，CT平扫表现为局部食管壁结节样增厚或局部肿块形成，增强扫描病灶呈中度强化，强化均匀（图9-1-8）。有文献报道采用食管内充气后行胸部CT扫描的方法，对于食管腔内隆起性病变或黏膜下肿瘤的显示更加清晰，病变轮廓的显示更为清楚，较普通胸部CT具有更大的诊断价值。我们尝试让患者仰卧位经吸管口服1%～2%水溶性含碘对比剂后行胸部CT扫描，该方法有助于显示食管乳头状瘤、食管息肉、蕈伞型食管癌等食管腔内占位性病变。

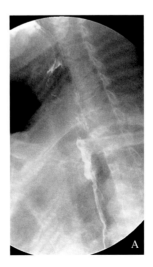
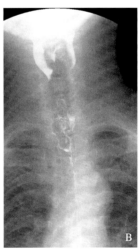

图9-1-7　食管乳头状瘤　食管钡剂造影左前斜位、正位显示食管上段近食管入口处充盈缺损（A、B）。

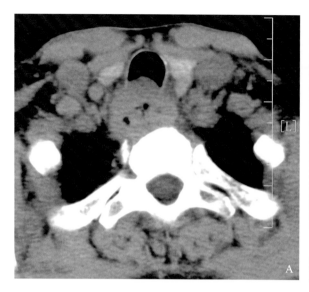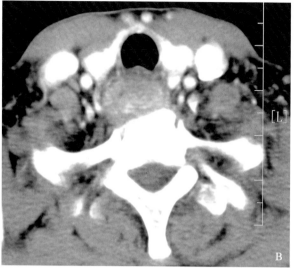

图9-1-8　食管入口处乳头状瘤　CT平扫显示局部管壁增厚,呈肿块样改变。增强扫描病灶中度强化,病灶内见斑点状对比剂弥散(A、B)。

食管血管瘤

食管血管瘤包括静脉血管瘤和海绵状血管瘤,食管静脉血管瘤是指发生在食管上皮黏膜下的孤立性静脉瘤,日本将其命名为孤立性静脉扩张;食管海绵状血管瘤极为罕见,国内外报道极少。

一、病因与病理

本病的病因尚不明确,有国内学者认为其发病机制为,食管黏膜下的固有静脉丛,由于先天或后天的因素引起血管狭窄或闭塞,导致近端静脉血管扩张形成蓝色囊状静脉瘤。食管血管瘤好发于黏膜下层,黏膜肌层多完整,表面覆盖着正常的食管黏膜。病灶外观呈扁平状突起,静脉血管瘤外观呈青蓝色,多发者病灶大小不等。海绵状血管瘤源于食管的中胚层,新鲜标本外观呈暗红色,肿块质韧,挤压时有血液流出。镜下见肿瘤组织由腔大壁薄的异常血窦构成,血窦内可见大量红细胞。

二、临床表现

本病女性多于男性,男女比例约1∶2。病变以单发多见,约占75%,但也有多发病变,多为2个病灶,偶有3个以上病灶。病变多位于食管中上段,约占80%;患者通常无明显症状,多于胃镜检查时偶然发现。内镜是诊断本病的主要手段,镜下局部食管黏膜呈结节状隆起,黏膜下可见蓝紫色包块,表面黏膜光滑。食管血管瘤生长极慢,很少造成出血,但医源性活检或内镜擦伤可导致出血,甚至大出血。一旦明确诊断后应选择手术切除。国外有学者报道,在内镜下选用激光、微波、结扎或辅以硬化剂治疗,效果甚好。

三、影像学表现

X线钡剂造影检查表现为食管腔内的充盈缺损,自食管一侧壁向食管腔内隆起,表面光滑,食管黏膜完整,无中断、破坏;肿块较大时,其表面黏膜展平;食管壁柔软,蠕动存在;食管钡剂造影可以提示食管黏膜下占位,但不能和其他黏膜下肿瘤鉴别。

CT扫描:食管壁的类圆形软组织块影,肿块长轴与食管长轴一致,边缘光滑,分界清楚,可以在肿块内部见到钙化或静脉石,肿块向前压迫气管,致气管后壁前移。增强后病灶呈血管样强化,静脉期强化更加明显,海绵状血管瘤可见持续强化。

MRI示食管肿块呈卵圆形,也可呈不规则形态,与正常食管壁分界较清楚。在T1WI上呈稍长T1信号,在T2WI上具有与其他器官或脏器的海绵状血管瘤一样的特征性信号表现,即长T2信号,这种信号特征是其他食管实质性肿瘤所不具备的。增强后病灶多呈明显强化,与周围结构分界清楚,邻近结构无侵犯,脂肪间隙存在。

食管神经源性肿瘤

食管神经源性肿瘤是指起源于食管壁神经组织的肿瘤,一般是指食管壁神经鞘瘤(esophageal Schwannoma),1967年由Chaterlin and Fissore 首次报道,发病率极低,笔者统计了2000年1月至2016年6月间的英文文献报道共11例,中文文献报道7例。本病亚洲人群相对多发。

一、病理

食管的神经来自迷走神经及1～5胸交感神经节后纤维联合形成的肌层间及黏膜下的神经丛,均可产生肿瘤,以迷走神经最常见。食管神经鞘瘤境界清楚,但无包膜,无上皮样特征的梭形细胞交错排列呈栅栏状,可以有核异型性,但无有丝分裂,其间穿插胶原纤维束;肿瘤内少量炎细胞浸润,淋巴细胞呈袖套样排列中心围绕少量幼稚细胞。免疫组化:Vimentin 和S-100蛋白表达呈弥漫强阳性,部分表达胶质纤维酸性蛋白和神经元特异性烯醇化酶。肿瘤无CD34、CD117阳性表达,平滑肌抗原测试阴性。

二、临床表现

本病多发生于50～70岁的中老年人,男女发病比例约1:4,可发生于食管的任何部位,食管中段比较多见。病灶较小者可无任何症状,于上消化道钡剂造影时偶然发现,随着病灶逐渐增大,临床可出现轻度吞咽梗阻感,继而发展为吞咽困难,但症状进展缓慢。本病的临床症状与影像学表现均与食管平滑肌肿瘤相似,食管内镜检查二者也难以鉴别,术前必须于内镜下取部分病灶组织,依赖组织学检查才能确诊。食管神经鞘瘤极少恶变。基于食管神经鞘瘤的良性生物学行为,外科手术切除是治疗食管神经鞘瘤的最佳方法,患者术后通常预后良好,迄今尚无文献报道神经鞘瘤有复发或其他不良预后。

三、影像学表现

食管神经鞘瘤的影像学表现与食管平滑肌类肿瘤、脂肪瘤、间质瘤等食管黏膜下肿瘤相似,表现为轮廓光滑的充盈缺损,切线位观察病变位于食管壁的一侧,透视下动态观察可见钡剂分流征象。CT平扫时,食管神经鞘瘤大多表现为与食管壁关系密切的类圆形肿块,轮廓光整,没有包膜,密度均匀,肿块内没有出血、坏死和变性,也不出现空洞或钙化,借此可与消化道间质瘤相鉴别。增强扫描病灶轻度至中度均匀强化(图9-1-9)。如果肿块巨大,则可见邻近器官受压推移征象。

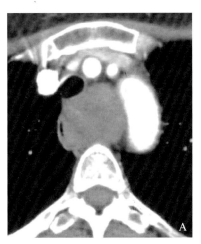
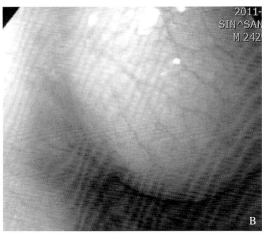

图9-1-9 食管神经鞘瘤
A.CT增强扫描见食管上中段左侧壁类圆形肿块,轮廓光整,轻度均匀强化。B.内镜下见食管左前壁隆起类圆形肿块,轮廓光滑。

第二节　食管恶性肿瘤

食管恶性肿瘤中食管癌(esophageal carcinoma)占绝大多数,是一种常见的消化道恶性肿瘤,是危害人类生命和健康的严重疾病之一,发病率和死亡率较高,全世界每年约有30万人死于食管癌,我国每年约有15万人死于食管癌。2008年全球食管癌估计世界年龄标化发病率(estimated world age-standardized incidence rate, EW-ASIR)居同期男性恶性肿瘤发病顺位第6位(10.2/105),女性第11位(4.2/105);居亚洲男性顺位第5位(13.2/105),女性第8位(6.1/105);居我国男性顺位第4位(22.9/105),女性第7位(10.5/105)。在世界范围内,食管癌的高发区为南非和中国,低发区是欧洲、北美洲、大洋洲地区。我国食管癌高发区主要分布河南、江苏、山西、河北、福建、陕西、安徽、湖北、山东、广东等省区。近几年来食管癌的发病率普遍呈现下降趋势,如河南省肿瘤监测中心报告的资料显示,全省食管癌高、中和低发地区死亡率在近20年中呈明显下降趋势。1999～2002年食管癌标化死亡率比1984～1988年下降了44.17%。从食管癌病理类型看,我国是鳞状细胞癌占绝大多数,食管腺癌非常低。得益于各种新型检查和治疗手段在临床的广泛应用,食管癌患者的预后和生存有所改善,但据文献报道食管癌的术后5年生存率仍不到30%。

食 管 癌

一、食管癌的病因

目前一般认为,食管癌是多种因素综合作用所致的疾病,已经提出的危险因素主要有:① 化学因素:亚硝胺。这类化合物及其前体分布很广,可在体内外形成,摄入体内后对上消化道黏膜产生损害,具有很强的致癌性。② 生物因素:真菌。在食管癌高发区的粮食中、食管癌病人的上消化道中或切除的食管癌标本上,均能分离出多种真菌,其中有些真菌有致癌作用,有些真菌能促使亚硝胺及其前体的形成,更促进癌肿的发生。③ 缺乏某些微量元素:钼、铁、锌、氟、硒等微量元素在食管癌高发区的粮食、蔬菜、饮水中含量偏低,这些微量元素的缺乏困难与食管癌的发生有关。④ 缺乏维生素:缺乏维生素A、B_2、C以及动物蛋白、新鲜蔬菜、水果摄入不足,是食管癌高发区的一个共同特点。⑤ 烟、酒、过热饮食、口腔不洁:长期饮烈性酒、嗜好吸烟、食物过硬过热、进食过快,引起慢性刺激、炎症、创伤或口腔不洁、龋齿等均可能与食管癌的发生有关。⑥ 肥胖:研究发现体质指数(BMI)与食管腺癌有显著性关联,而与食管鳞癌关联不明显。随着体质指数的增加,食管腺癌、食管-胃交界处及胃贲门腺癌的危险性显著上升,对于下端食管肿瘤,肥胖者患病的风险增加了10.9倍。⑦ 遗传易感因素:随着分子生物学的发展及在肿瘤研究领域中的广泛应用,众多学者已从基因水平对食管癌的病因进行深入的研究,发现了多种有意义的基因,例如表皮生长因子受体(EGFR)、原癌基因(c-myc)、cyclin D与HER-1,这些基因的过表达和扩增,可能与食管癌的发生密切相关。⑧ 人乳头状瘤病毒(human papillomavirus, HPV)感染:首都医科大学附属北京友谊医院曹邦伟等对19篇共计20项有关HPV感染与食管癌的病例-对照研究的原始文献进行Meta分析,结果表明HPV16和HPV18这2种高危型别的HPV感染与食管癌的发生有着显著的易感关联。

二、病理

2000年WHO提出的食管癌组织学分类:鳞

状细胞癌、疣状（鳞状）癌、基底细胞样鳞状癌、梭形细胞（鳞状）癌、腺癌、腺鳞癌、黏液上皮癌、腺样囊性癌、小细胞癌、未分化癌、类癌等，其中鳞状细胞癌是最常见的类型，约占食管癌的90%。

早期食管癌病变多局限于食管黏膜表面（原位癌），肉眼无法观察到明显肿块，所见表现为黏膜充血、糜烂、斑块或乳头状。在形态学上，病变的演变开始时通常是原位癌，伴有局部黏膜上皮的腺瘤样增生，随后分裂成小的细胞癌巢，癌细胞首先在食管壁内垂直扩散，随后沿水平方向向周围扩散；肿瘤呈浸润性生长，伴有结缔组织增生和炎性基质的增加，细胞核呈多形性，角化较常见，也可伴有小腺体的分化；癌细胞可侵犯黏膜内淋巴管和静脉，从而使病变深度增加；病变继续扩散可累及肌层，进入疏松结缔组织并突破食管外膜；中、晚期食管癌随着病灶增大，逐渐累及食管全周，肿块一方面突入管腔内引起食管梗阻，另一方面还可穿透食管壁全层，侵入纵隔，累及邻近气管、心包、主动脉等纵隔内器官。

按病理形态学，临床上将进展期食管癌分为四型：① 髓质型：管壁明显增厚并向管腔内外扩展，使得病灶上下端边缘呈波浪状隆起。可累及食管周径的部分或全部。切面呈灰白色，为均匀致密的实体肿块。② 蕈伞型：瘤体呈卵圆形扁平肿块状，向腔内呈蘑菇样突起，隆起的边缘与其周围黏膜分界清楚，瘤体表面多有浅表溃疡，溃疡底部凹凸不平。③ 溃疡型：瘤体的黏膜面呈凹陷而边缘清楚的溃疡，溃疡大小、外形不一，深入肌层。④ 缩窄型（硬化型）：瘤体环壁浸润形成明显的环形狭窄，累及食管全周，较早出现食管梗阻。

三、临床表现

1. 早期食管癌　可无症状或仅有轻微症状，在吞咽食物时可能有不同程度的不适感，如胸骨后不适、吞咽食物哽咽感、间歇性吞咽困难、胸骨后烧灼感、食管内异物感等。部分病人在进食咽下第一口食物时感觉胸骨后疼痛，随后慢慢减轻并逐渐消失；之后可出现进食后食物在食管内通过缓慢及停滞感，通常是病变导致食管舒缩功能障碍所致，但这种停滞感可以在吞咽温水后缓解消失。上述症状时轻时重，症状加重程度通常与病变进展速度相关。国外学者研究显示对高危人群进行拉网细胞学检查，可以发现早期食管癌病例，可以有效地阻止癌前病变的发生、发展，从而改善早期食管癌及癌前病变患者的预后及生存。

2. 中晚期食管癌　典型的症状为进行性吞咽困难，起初是难咽干的食物，继而半流质，最后水和唾液也不能咽下。进食过程中胸骨后疼痛，疼痛感觉持续、难以缓解，并可出现背部疼痛，提示病变累及纵隔神经。食管中上段癌可在病变中期出现锁骨上淋巴结增大，以左侧锁骨上淋巴结增大多见，食管下段癌一般到晚期才扪及锁骨上转移性淋巴结。病变导致食管狭窄时出现机械性梗阻，表现为进食后呕吐，不进食的时候常吐黏液痰，为下咽的唾液和食管的分泌物。晚期病人逐渐消瘦、脱水、无力，持续胸痛背痛。当癌肿梗阻所引起的炎症水肿暂时消退，或部分癌肿脱落后，梗阻症状可暂时减轻。若肿瘤侵犯喉返神经，可出现声音嘶哑；若肿瘤或转移性淋巴结增大压迫交感神经节，可产生Horner综合征；若肿瘤侵入气管、支气管，可形成食管-气管瘘或食管-支气管瘘，出现吞咽时剧烈呛咳，并发生呼吸道感染；若发生肝脏、脑内转移，可出现黄疸、腹水、昏迷等症状。最后患者出现恶病质状态。

四、影像学检查及表现

（一）食管钡剂造影

钡剂检查仍然是目前最基本、最常用的食管检查方法，对比剂采用180% ～ 200%（W/V）双对比硫酸钡混悬液，疑似有食管梗阻、食管穿孔、食管气管瘘的患者，应使用有机碘溶液。造影检查应采用硫酸钡单对比与气钡双对比相结合的方法,患者先后取右前斜位与左前斜位,在透视下嘱患者吞咽钡剂,自上而下逐段仔细观察食管扩张充盈和收缩排空,直达贲门部。造影摄片应包括双对比相、充盈相、黏膜相,获取双对比相需在吞服钡剂前先服产气剂一份,然后尽快大口连续吞饮高浓度钡混悬液,食管内钡液快速流下,使钡剂在食管黏膜面均匀涂布,即可摄取点片,必要时连续摄片以获得满意的双对比相。

1. 食管钡剂检查对诊断早期食管癌的意义 早期食管癌的吞钡X线表现:① 食管管壁局限性僵硬:切线位透视下可见食管管壁局部舒张度降低、蠕动减弱、呈僵直现象,且这种僵直状态相对固定,在不同时相始终存在(图9-2-1)。② 黏膜皱襞改变:局部黏膜皱襞增粗、中断、迂曲,出现1~2条黏膜皱襞毛糙、紊乱甚至中断(图9-2-2)。③ 充盈缺损:在增粗中断的黏膜面出现小的充盈缺损,表现为边缘毛糙的局限性隆起,期间可夹杂散在小钡斑,系病灶表面的糜烂及

小溃疡(图9-2-3)。④ 龛影:在增粗中断的黏膜皱襞表面出现小龛影,直径约0.2~0.4 cm,单发或多发,切线位显示龛影位于食管轮廓内,而非突出于腔外(图9-2-4)。

2. 规范化食管钡剂检查的重要性 胃肠道钡剂检查与CT、MR等其他影像学检查方法不一样,它是一种技能操作,是检查医生将病人、对比剂与胃肠检查设备有机结合起来而进行的疾病诊断,有的医生由于操作不规范、检查不耐心,可能会遗漏病变,而有的医生由于操作规范、严谨,经常会发现早期消化道病变的一些细微的影像学改变。因此规范化操作十分重要,上海市住院医师规范化培训结业综合考核将胃肠道钡剂检查作为技能考核内容,说明规范化操作的重要性。

食管钡剂检查与胃肠道钡剂检查一样,规范化操作十分重要,尤其是早期食管癌,如果操作不严谨、不仔细、不规范,很容易遗漏诊断。

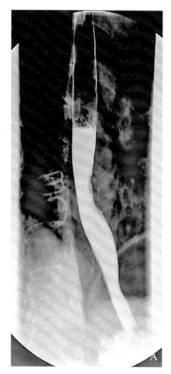
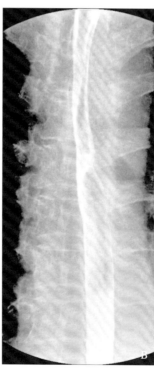
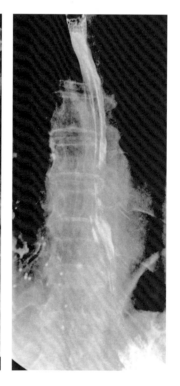

图9-2-1 早期食管癌 食管钡剂充盈像和双对比像见食管中段管壁局限性僵硬改变(A、B)。

图9-2-2 早期食管钡剂检查黏膜像见食管中段局部黏膜皱襞增粗、中断。

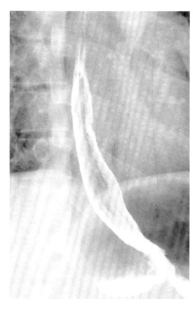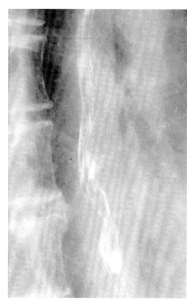

图9-2-3 早期食管癌 食管钡剂双对比像见食管中段管壁小充盈缺损。(左图)

图9-2-4 早期食管癌 食管钡剂检查黏膜像见食管中段局部黏膜皱襞增粗并可见小龛影。(右图)

3. 中晚期食管癌的X线表现 ①食管轮廓不规则,管腔内充盈缺损,管腔偏心性狭窄,边缘不规则(图9-2-5)。②食管黏膜皱襞紊乱、中断、破坏消失,代之以不规则结节样充盈缺损,表面凹凸不平,可见较深龛影(图9-2-6)。③病变区管壁僵硬,扩张受限,蠕动消失(图9-2-7)。钡剂通过受阻或排空障碍,病变区以上食管不同程度扩张,扩张管腔内可见滞留液,表现为钡液平。④肿瘤同时向腔内外生长时,可见与腔内充盈缺损融为一体的软组织肿块突向纵隔内(图9-2-8)。⑤食

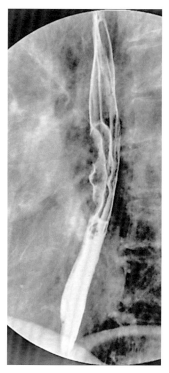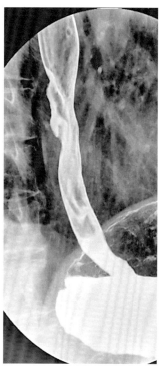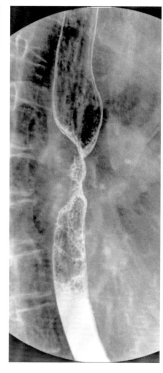

图9-2-5 食管中段癌 管腔内隆起性病灶,管腔偏心性狭窄。

图9-2-6 食管中下段癌 病灶内龛影形成。

图9-2-7 食管中段癌 食管中段管壁僵硬、管腔环形狭窄。

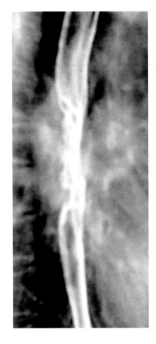
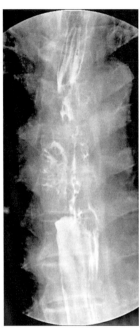

图9-2-8 食管癌晚期 纵隔内软组织肿块形成。

图9-2-9 食管癌晚期 食管纵隔瘘形成,钡剂溢漏至纵隔间隙内,分布形态不规则。

管气管瘘或食管纵隔瘘:当食管癌瘘口形成,在食管检查中显示食管内对比剂外溢,如进入气管则显示对比剂在一侧或双侧支气管内分布,支气管树显示,如进入纵隔则表现为对比剂分布形态不规则(图9-2-9)。

(二)其他影像学检查方法的优势和不足

1.内镜 食管镜最大的优点是可以获取病变组织进行病理学检查,得到明确的病理学诊断,因此食管钡剂检查发现或高度怀疑早期食管癌的病人,应该在影像学的引导下,尽早做食管镜检查。

2.CT CT具有较高的组织对比度和空间分辨率,是中晚期食管癌治疗前应用最广泛的检查手段,CT检查的优势并不在于对病灶进行术前确诊,而是在于了解病变的范围,显示病变段食管与周围组织结构的毗邻关系,显示有无淋巴结转移和远处脏器转移,这些信息对于食管癌患者临床分期、治疗方法的选择和预后评估均具有重要指导价值。

(1)直接征象:食管癌早期,病变段食管管壁局限性增厚,壁厚>3 mm中晚期发展为全周增厚,壁厚>5 mm,局部管腔不规则狭窄(图9-2-10)。当食管内有气体衬托时可显示病变呈结节状向腔内突起。晚期病变局部软组织肿块形成(图9-2-11),管腔完全闭塞,与周围器官、组织分界不清。如病灶表面溃疡形成并有少量积气积液的时候,可显示肿块表面的凹陷性改变。

(2)间接征象:气管、支气管受压,尤其是当病变位于与气管毗邻的食管段时,可显示气管后壁受压向前膨隆或突起。病变段食管上方管腔扩张伴有管腔内积气或积液。

(3)邻近器官受累:①气管受累:病变食管与气管后壁紧贴,脂肪间隙消失,气管后壁受压呈

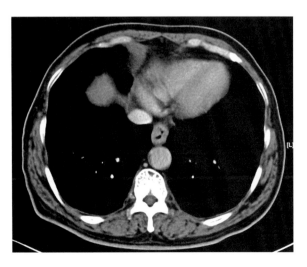

图9-2-10 食管癌 局部管壁增厚,管腔狭窄。

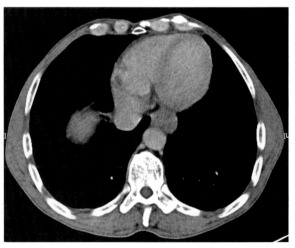

图9-2-11 食管癌 局部管腔闭塞,形成肿块。

锯齿状改变是气管受累的可靠征象；晚期食管癌可致食管-气管瘘或食管-支气管瘘形成。② 主动脉受累：食管与降主动脉之间的夹角即Picus夹角正常 <45°（图9-2-12），Picus夹角45°～90°为可疑受累，Picus夹角 >90°被认为是食管癌主动脉受累的征象（图9-2-13）；但有学者认为，只有当肿瘤与主动脉接触面毛糙或多个层面显示主动脉受压变形，才是主动脉受侵的可靠征象。此外食管、降主动脉、脊柱之间存在三角形脂肪间隙即Takashima三角（图9-2-14），如此三角形脂肪间

隙消失，亦提示降主动脉受累（图9-2-15）。

（4）淋巴结转移：国内外学者研究表明，与肿瘤侵及深度、分化程度相比，淋巴结转移与患者预后关系更为密切，故CT检查的主要目的在于判断有无淋巴结转移。目前对CT诊断食管癌淋巴结转移大多单独采用短径标准，其标准尚存争议，有学者认为淋巴结短径 ≥ 10 mm 可作为诊断标准，也有部分学者认为短径 ≥ 8 mm 为最佳判断标准。有学者提出以下方案评价食管癌淋巴结转移效能最高：下颈部或锁上淋巴结短径 ≥ 6 mm 为异常，

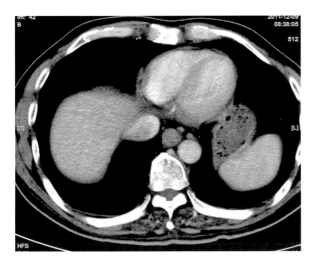

图9-2-12 食管癌 食管与降主动脉存在间隙，二者夹角Picus角 <45°。

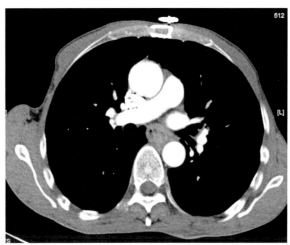

图9-2-13 食管癌 病灶包绕降主动脉，Picus角 >90°。

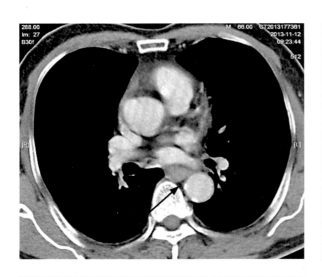

图9-2-14 食管癌 食管、降主动脉、脊柱之间三角形脂肪间隙即Takashima三角。

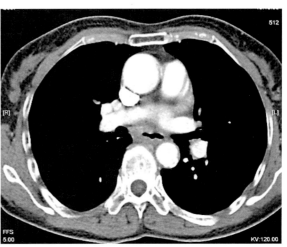

图9-2-15 食管癌 肿块包绕降主动脉1/3，Takashima三角消失。

胸部淋巴结短径≥10 mm 为异常，腹腔淋巴结短径≥8 mm 为异常。另有学者提出以"横纵比"为诊断标准，淋巴结横纵比≥0.65时，约登指数达到0.58，提示淋巴结趋于饱满者转移可能性大，若采用"横纵比≥0.65"作为二次判断淋巴结转移的诊断标准，并辅助以淋巴结长径及有无边缘模糊综合判断，术前诊断淋巴结转移的准确率更高。

有文献报道采用食管充气加淀粉钡胶双重造影后行胸部CT扫描的方法，可以提高CT对食管癌的检出率，对于食管癌腔内隆起性病变的显示更加清晰，对病变范围的显示更为清楚，较普通胸部CT具有更大的诊断价值。

3. MRI　用于食管检查，目前不是首选，但是随着计算机软、硬件的不断完善和成像技术的提高，它的软组织分辨率高，又有多方位、多序列成像的优点，可以清晰显示食管及周围组织结构的形态；主要表现为食管管壁增厚>0.5 cm，食管癌肿块在T1WI上与肌肉信号相似，T2WI信号明显增高，病灶内信号不均（图9-2-16）。在显示病灶与周围结构关系方面，由于MRI特征性的血管"流空"现象，不需要显影剂即可清楚显示血管腔及管壁的情况，能够较好地分辨

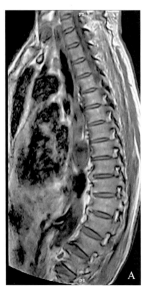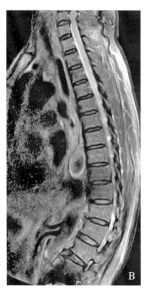

图9-2-16　食管癌　A. MR T1WI 示食管中段管壁不规则增厚，信号中等与肌肉组织相似。B. MR T2WI 示病变段食管管壁增厚、信号明显增高。

肿瘤对降主动脉的累及情况；此外，由于MRI对脂肪信号的高度敏感性，可清楚显示食管周围脂肪层是否存在，从而判断肿瘤是否存在外侵。特别值得一提的是，目前已被广泛应用的DWI序列对显示食管肿瘤组织的敏感性更高，对肿瘤病灶本身及邻近结构受累范围的显示率明显高于CT。

4. 超声内镜（endoscopic ultrasonography，EUS）　EUS是食管内镜及超声的融合技术，自1980年Dimagno 和 Green 首次应用于临床以来，经过30多年的技术进步，EUS检查已成为消化道肿瘤的重要影像诊断学方法。正常食管在EUS扫描时管壁从内向外显示为高低回声5层结构，对应黏膜（第1层）、黏膜肌层（第2层）、黏膜下层（第3层）、固有肌层（第4层）、外膜层（第5层）。肿瘤多表现为不规则低回声区，并有食管壁结构的破坏，按浸润深度分为：T1期，侵及1、2、3层，4层完整无增厚；T2期，侵及第4层，不规则增厚，第5层完整光滑；T3期，第4层断裂，第5层向外突出，断裂，不规则；T4期，侵及邻近脏器组织，与其分界不清。超声内镜的不足是操作相对复杂、费用较高，因此尚不能普及。

5. 正电子发射计算机断层显像（positron emission computed tomography，PET-CT）　在食管癌术前肿瘤评估中也逐渐应用，PET-CT的主要优势在于评估肿瘤的N和M分级，同时对确定术后肿瘤的复发也有较高价值。因此，基于PET-CT的食管癌术前TNM分期对治疗有很重要的指导意义。Salavati等认为与传统的CT和食管内镜超声（EUS）比较，PET-CT的优势体现在以下五个方面：诊断、术前分期、监测新辅助治疗的反应、对肿瘤复发的评估和对手术预后的预测。PET-CT的不足是费用较昂贵，且辐射量大，不易推广。

食管平滑肌肉瘤

食管平滑肌肉瘤，起源于食管的固有肌层、黏膜肌层或与血管有关的平滑肌细胞，其中起源于固

有肌层者多见,起源于后二者罕见。食管平滑肌肉瘤发病率很低,只占消化道恶性肿瘤的0.075%。

一、病理和临床表现

食管平滑肌肉瘤可向腔内、腔外或同时向腔内外生长,瘤体多为球形、卵圆形,少数为不规则形。有完整的包膜,可以呈轻度分叶状。瘤体较大,直径可达5.0 cm以上,切面灰白、质嫩,较大肿瘤瘤体内常出现坏死、囊变或出血,表面散在出血坏死,并可形成溃疡。平滑肌肉瘤镜下可见瘤组织呈束状或条索状,由纵横交错的平滑肌母细胞组成,瘤细胞呈梭形,胞质丰富嗜伊红,细胞核呈棒状,异型性明显。Miettinen 等以及国内学者侯英勇等通过对食管平滑肌肉瘤的免疫组化研究发现的免疫表型为 α-SMA、MSA、结蛋白弥漫性强阳性,而CD117、CD34阴性;而食管间质瘤的免疫组化结果呈现CD117、CD34弥漫性强阳性,α-SMA、MSA、结蛋白阴性。

食管平滑肌肉瘤多见于老年人,好发于食管中下段。临床主要表现为吞咽困难,症状可时重时轻,进行性吞咽困难进展的程度较食管癌轻,严重程度和肿瘤大小不成比例,就诊时多可进半流质或软食,可伴有胸背部疼痛、呃逆和消化道出血症状。本病通常于钡剂检查时发现,内镜检查有

助于进一步明确病变性质,一般认为食管平滑肌肉瘤发生转移较晚。

二、影像学表现

1. 钡剂造影　作为食管检查的首选检查方法,常用于显示腔内病变以及病变在食管内纵向侵犯情况;CT作为重要的补充检查可以显示腔外病变以及病变向食管内外横向侵犯情况和有无远处转移。

2. X线表现　食管平滑肌肉瘤既有食管平滑肌瘤的X线征象,表现为腔内轮廓比较清楚的类圆形充盈缺损,在病灶上缘可见钡剂分流、受阻呈杯口状(图9-2-17A);又有食管癌的部分征象,病灶表面不光整,局部黏膜皱襞破坏及龛影形成(图9-2-17B);腔内型平滑肌肉瘤上下缘与正常管壁交界处黏膜皱襞连续,有时可出现特征性的"桥"形皱襞,具有较大的诊断价值,而腔内蕈伞型食管癌绝大部分有黏膜皱襞破坏及管壁僵硬;此外平滑肌类肿瘤可形成"屋檐征",此为典型的壁间肿物向腔内突出的表现。与食管癌不同的是,本病发现的时候通常病灶较大,有的可达10.0 cm以上,占位及狭窄明显,但食管梗阻程度与病变大小不相符,这被认为是食管平滑肌肉瘤的X线特征之一。

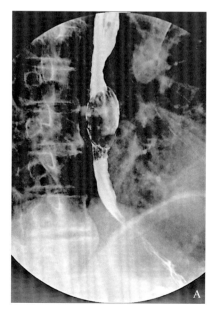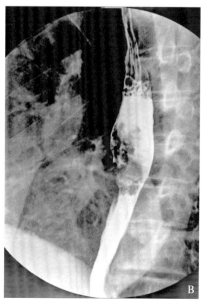

图9-2-17　食管平滑肌肉瘤　A.钡剂造影见食管中下段腔内卵圆形充盈缺损,上缘呈杯口状改变。B.肿块表面可见不规则钡斑,提示病灶表面小溃疡形成。

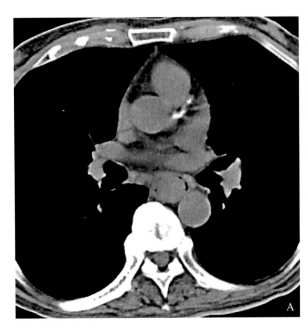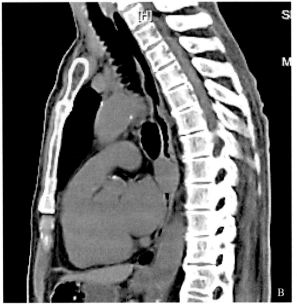

图9-2-18　食管平滑肌肉瘤　A. CT平扫见食管中段管腔内肿块,密度均匀,轮廓清楚,自后壁突向腔内。B. 矢状位重建显示食管内软组织密度肿块,上方食管轻度扩张。

3. CT表现　CT诊断价值在于显示肿块的大小、范围及与管壁的关系,显示肿块的内部情况,与邻近器官的关系。有学者将平滑肌肉瘤分为腔内型、腔外型和壁间型,三者均表现为后纵隔肿块,一般呈卵圆形或梭形,轮廓较清楚,密度不均,肿块上方食管管腔扩张,管腔内可见气体或少量液体;肿块前方的心脏或气管受压前移;由于病灶生长速度相对较快而血供不足,中央极易出现坏死、囊变和出血。CT增强扫描时,肿块实质部分中等度强化或明显强化,坏死、囊变和出血区无强化(图9-2-18)。纵隔内无论病灶周边还是远隔部位均很少有增大的转移性淋巴结。

食管淋巴瘤

原发性食管淋巴瘤比较罕见,肿瘤多为发生于食管黏膜下层的黏膜相关淋巴组织(mucosa-associated lymphoid tissue, MALT)淋巴瘤。

一、病理和临床表现

食管淋巴瘤大多为非霍奇金淋巴瘤,约占78%,其中以B细胞型黏膜相关组织淋巴瘤多见。此外还有弥漫型大B细胞淋巴瘤、NK/T细胞淋巴瘤、鼻型+NK/T+细胞淋巴瘤等。食管淋巴瘤肉眼所见食管黏膜呈肿块状或条状隆起,表面光滑,罕见溃疡。免疫组化:CD20(+),CD79a(+)Bcl-2(+)。分子生物学检测,对肿瘤细胞内提取物进行Southern blotting分析显示其高分子免疫球蛋白重链上有蛋白重组、异构。

食管淋巴瘤多见于老年人,好发于食管中下段,病变范围通常较广,累及食管长度可达10.0 cm以上。早期常无临床症状,中晚期主要表现为吞咽困难、吞咽痛、夜间反流、呕吐、体重减轻等症状,严重程度和肿瘤大小不成比例,部分病例有消化道出血症状。由于食管淋巴瘤的症状不典型,临床明确诊断比较困难。目前多主张以放疗+化疗+生物免疫治疗(单克隆抗体)为组合的综合性治疗方法,此方案治疗效果最佳。

二、影像学表现

1. X线表现　食管正常蠕动波消失,失去柔软光滑的轮廓线,甚至于可见管腔僵硬,食管扩张稍差,可呈腊肠样改变;食管黏膜相上失去原有的黑白相间的细线样黏膜皱襞及其黏膜沟,局部黏膜皱襞粗大、变平。与食管癌不同的是,本病发现的时候通常病变范围较大,可达10.0 cm以上,但食管狭窄不明显,食管梗阻程度与病变范围不相符,这被认为是食管淋巴瘤的特征性表现。

2. CT表现　后纵隔肿块一般呈卵圆形或梭形,轮廓较清楚,密度不均,肿块中央可见残存之狭窄食管腔,与邻近结构分界不清,其前方气管、心影等结构受压前移(图9-2-19A),病变上方食管管腔扩张,内见气体或少量液体;增强扫描时,肿块呈轻度至中等度强化(图9-2-19B),病变强化程度与病理类型有关,弥漫性大B细胞淋巴瘤强化相对明显。矢状位及斜冠状位重建可以显示淋巴瘤侵犯食管的范围以及与邻近结构的关系

(图9-2-19C、D)。纵隔其他部位可有淋巴结增大,但这种淋巴结与食管原发淋巴瘤之间的关系目前尚不清楚。

三、内镜表现

食管淋巴瘤在内镜下主要有3种类型:① 呈菜花状或息肉状向食管腔内隆起,有的呈扁平肿块,其表面黏膜可有糜烂或表浅溃疡形成。② 病变部位的食管黏膜呈局限性或弥漫性浸润性改变,前者表现为食管局部黏膜隆起,增厚或折叠状;后者瘤细胞在食管黏膜下广泛浸润,使食管壁增厚、僵硬并失去弹性,可以造成食管腔狭窄,患者可有吞咽困难症状。③ 溃疡型:病变的中央有单发的较大溃疡形成,有的呈多发的、比较表浅的溃疡,可并发出血甚至食管穿孔,导致纵隔感染乃至纵隔脓肿形成。

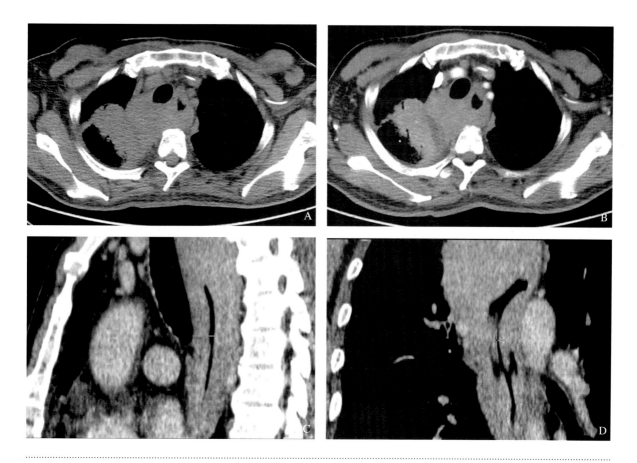

图9-2-19　食管淋巴瘤　A.CT平扫见食管壁明显增厚,并包绕3/4气管,病灶密度与胸壁肌肉密度相仿。B.增强扫描见病变轻度至中度均匀强化。C.矢状位重建显示食管前后壁明显增厚,病变上下范围超过10 cm。D.斜冠状位重建显示食管管壁厚薄不均,管腔狭窄。

食 管 腺 癌

食管腺癌（adenocarcinoma of esophagus，ACE）的发病率近40年来在欧美白种人群中显著增加。目前被广泛接受的主要危险因素包括胃-食管反流疾病（gastroesophageal reflux disease，GERD）、Barrett食管（Barrett esophagus，BE）、肥胖、蔬菜水果摄入减少，有研究发现约80.0%的食管腺癌来源于Barrett食管。伴有高度不典型增生Barrett食管（HGD-BE）发展为食管腺癌的风险性更高，一项研究报道每年约有6.0%的HGD-Barrett食管患者发展为食管腺癌，且HGD-Barrett食管患者未来5年内发生食管腺癌的危险性可高达30.0%～50.0%。

一、病理和临床表现

张亚飞等综述国内外大量研究证实，食管腺癌的发生与Barrett食管上皮密切相关，支持由BE到异型增生、原位癌，最后发展为浸润性腺癌的病理过程。肠上皮化生被认为是食管腺癌的癌前病变。Ruol等报道，超过95%的BE相关食管腺癌可于癌旁组织中发现肠化生上皮（杯状细胞）。2005年中华医学会消化病学分会发布的Barrett食管诊治共识（草案，2005，重庆）明确了BE伴肠上皮化生属于食管腺癌的癌前病变。BE相关食管腺癌可分为乳头状腺癌、管状腺癌、印戒细胞癌等几种类型，多呈高或中等分化，表现为形态良好的管状或乳头状结构，其中高分化腺癌的这种腺体结构与BE黏膜中存在的不规则分散的腺体难以分辨，低分化癌中仅见少许腺体结构，而未分化癌中没有腺体成分。肿瘤组织中另可见内分泌细胞、潘氏细胞及鳞状上皮细胞。

莫宏波等综述了食管腺癌相关生物标记物：① $P53$ 基因位于17号染色体短臂（17p13），是研究最为广泛深入的肿瘤基因之一，参与细胞增殖的负调控。用免疫组化检测发现食管表浅腺癌和高度非典型性增生都有 $P53$ 的过量表达，提示 $P53$ 功能失调在Barrett食管从非典型性增生到腺癌过程

中起重要作用。② 原癌基因 $c\text{-}myb$ 是一种核内癌基因，编码一种与细胞增殖有关的核蛋白，控制细胞周期G1/S期过程。c-myb mRNA表达上调是Barrett食管癌变过程中的早期事件，是临床检测原位癌的一种有用的生物标记物。③ $P16$ 基因是位于9p21上的一个重要抑癌基因，其编码产物为细胞周期素依赖性激酶（CDK4）的抑制蛋白，当这种抑制蛋白与CDK4结合后能特异性抑制其活性而达到抑制细胞增殖阻止细胞生长的作用。Barrett食管黏膜肠上皮化生均有 $P17$ 基因异常而不能正常表达，CyclinD1与CDK4优势结合使细胞生长失去控制，细胞表型发生变化进而发生癌变。

本病多发生于50～70岁的中老年人，近期研究发现食管腺癌的高发年龄段由50岁向60岁和70岁年龄段位移，男性发病高于女性，国外统计资料显示食管腺癌患者的性别差异在50～59年龄组最大。文献报道肥胖者患本病风险明显高于体质指数正常者。食管腺癌绝大部分发生于食管下段近食管胃连接区，少数位于食管中段。临床表现为中上腹饱胀、不适、反酸，轻度吞咽梗阻感，继而发展为胸骨后烧灼感，或有明确的胃-食管反流疾病，或食管内镜检查曾经诊断Barrett食管。中晚期症状与食管鳞癌相似。与食管鳞癌相比，食管腺癌更容易向外侵犯和发生淋巴道转移。食管腺癌的发现有赖于食管钡剂造影，明确诊断主要依赖内镜检查，包括普通内镜、色素内镜、荧光内镜、超声内镜、放大内镜，并结合内镜活检技术进行组织病理学诊断。食管腺癌的治疗与食管鳞癌一样，食管腺癌患者经临床检查证实肿瘤无远处转移并估计肿瘤能够进行手术切除且无手术禁忌证者，首选的治疗方案为外科手术治疗。其他治疗方法还有化疗、化放疗、术后辅助治疗、介入治疗等。食管腺癌的总体预后比食管鳞癌差。

二、影像检查与表现

与食管鳞癌相仿，本节不再赘述。

（包宏伟　庄奇新　王和平）

第十章

食管的两个特殊部位

第一节　食　管　入　口

一、食管入口的解剖和生理

食管入口（esophageal inlet）亦可称咽-食管连接（pharyngoesophageal-junction）、环咽（cricopharyngeus）、食管上括约肌（upper-esophageal sphincter）、环后区（postcrioid region），也可称咽-食管段（pharyngoesophageal segment）。它是下咽的一部分，也是食管的一部分，距门齿约15 cm。食管入口在人体矢状位上位于4～6颈椎的前面，食管入口的后壁是椎前间隙，前壁的上方是杓状软骨和左、右杓状软骨间的杓间横肌，它们的上方有杓会厌皱襞覆盖。杓状软骨的下方是环状软骨板，它们之间有杓环关节连接。环状

软骨板的下缘与颈段食管前部相连。咽-食管连接的前方是喉（图10-1-1，图10-1-2）。食管入口在人体横断面上后面紧贴颈椎前间隙，前上方是两侧杓状软骨和杓间横肌，下方是环状软骨板，两侧是咽下缩肌和环杓后肌，它们的外侧可见到甲状软骨下角。在冠状面上可清晰地见到咽-食管连接的前壁，由上而下为杓会厌皱襞、杓间横肌和两侧杓状软骨等结构，外下方是两侧梨状窝，杓会厌皱襞构成梨状窝的内壁，梨状窝位于咽-食管连接和甲状软骨板之间。正常人食管入口MRI正中矢状面图像上，咽-食管连接处的厚度为0.7～1.1 cm（平均0.9 cm），随着年龄的增加，食管入口略呈增厚趋势。

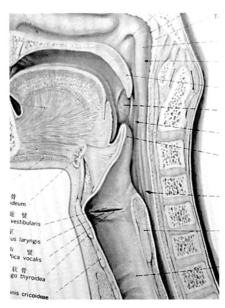

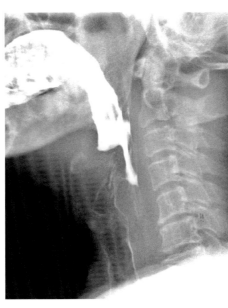

图10-1-1　头颈部人体矢状位剖面图　食管入口位于4～6颈椎的前面。（左图）

图10-1-2　食管钡剂检查示食管入口（箭）与喉气管及喉咽的关系（右图）

组成食管入口的肌群均是横纹肌,但是它们与人体其他部位的横纹肌有明显的不同,这些肌纤维含氧量高,并含有丰富的弹性肌骨膜和结缔组织,构成肌肉网,覆盖和附着在杓状软骨、环状软骨、甲状软骨、会厌软骨以及它们的韧带上,这些肌膜、软骨组织由迷走神经的分支支配,接受中枢的指令,开放或关闭咽-食管连接。食管入口平时处于紧张收缩状态,以保持上段食管的压力,防止胃-食管反流,并阻止呼吸时空气的吸入。只有吞咽时,环咽肌才会短暂地开放,吞咽物通过后迅速地闭缩。而食管上段与中下段食管管壁的肌肉组织学类型也是不同的,后者是平滑肌,前者与咽部一样是横纹肌构成,因此它们之间管壁压力和运动方式都是不同的。有人在正常人的咽-食管连接置入测压器,测得最大压力为180 mm/Hg,认为它是研究咽-食管连接生理、病理的有价值工具。

二、食管入口周围的结构和器官

与食管入口有重要关系的周围器官有咽、颈段食管、喉、甲状腺。食管入口的上方是咽,咽分鼻咽、口咽和下咽三部分,下咽也称喉咽(hypopharynx),下咽与食管相连。下咽的上缘是会厌,下缘到环状软骨下缘,下咽的前面是喉,两侧为梨状窝,梨状窝的内壁是杓会厌皱襞,外壁是甲状软骨和甲状舌骨膜,下咽的后壁是颈椎前间隙。

食管入口的前方是喉,喉如同一倒置的锥形管,上连喉咽、下接气管。喉由软骨、肌肉、韧带、纤维组织膜等组成,内部复有黏膜,喉的后壁即食管入口的前壁。

食管入口的下方是颈段食管,食管分颈、胸、腹三段。颈段食管的起始部相等与第6-7颈椎水平,颈段食管位于气管之后(图10-1-1)。

甲状腺也是食管入口周围的重要器官。甲状腺由左、右两侧叶及中间的峡部组成,整个腺体围绕喉及气管上段的前方及两侧,表面覆以舌骨下肌群,侧、后方被筋膜或韧带固定于环状软骨下方

的气管壁上,故吞咽时可上下移动。当甲状腺癌肿时,甲状腺可向侧、后方伸展,包绕或侵犯气管或食管,甚或颈动脉鞘。

三、食管入口的影像学

1. 常规X线检查 正常人吞钡检查时,一二次吞咽动作即可将钡剂送入食管,并可勾画出咽腔的轮廓。食管入口通常处于闭缩状态,压力较高,吞咽物通过时,它才会短暂地开放,随即迅速关闭,因此,钡剂通过食管入口极快,常规X线透视和摄片很难观察或记录咽-食管连接的开闭和病变表现。数字胃肠X线机有连续摄影功能,它是观察和记录食管入口及周围病变的一种操作简便的方法,具有可即时复看、保留图像资料等优点,它可记录咽部功能动态变化及食管入口的开闭情况,还可以利用慢放复帧测算钡剂通过咽部的时间。食管入口在矢状面(侧位)图像上位于第4-6颈椎的水平面,冠状位(正位)图像上位于两侧会厌溪与梨状窝之间(图10-1-3,图10-1-4)。

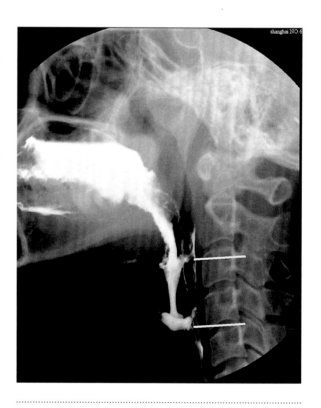

图10-1-3　正常人吞钡X线摄片侧位像　食管入口位于4-6颈椎的水平面。

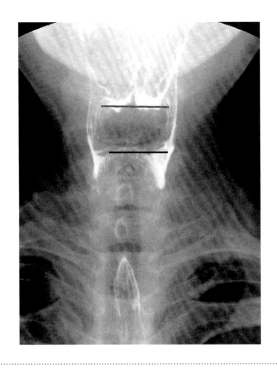

图10-1-4 正常人吞钡X线摄片正位像 食管入口位于两侧会厌与梨状窝之间。

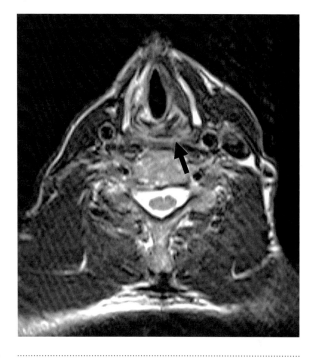

图10-1-5 颈椎4-5间隙MR横断面T2WI,食管入口为颈椎前缘与杓-环软骨间的高信号间隙(箭)。

2. X线连续摄影 现今的数字胃肠机都有连续摄影功能,是观察和记录食管入口及周围病变的一种操作简便的方法,有即时复看、保留图像资料等优点,可记录咽部功能动态变化及食管入口的开闭情况,还可以利用慢放复帧测算钡剂通过咽部的时间。钡剂通过咽部时间迟缓是咽部病变的一个重要信号,正常人钡剂通过咽部的时间为0.7秒(指钡头进入口咽至钡尾抵达食管入口的时间),引起钡剂通过咽部迟缓的病因很多、很复杂。咽部、食管入口以及它周围的病变,中枢神经、周围神经以及下段食管的病变均可能影响吞咽物通过咽部的时间,老年人咽部及食管入口的退行性变也是吞咽时间迟缓的一个原因。除了发现咽部肿块、狭窄或黏膜破坏能明确病变的部位和性质以外,钡剂检查发现钡剂通过咽部时间迟缓以及在梨状窝、会厌谷滞留,钡剂向气管内漏溢,小量吞咽等异常征象,只能提示食管入口的异常,需做进一步的临床和影像学的检查,以明确病因。

3. MRI 食管入口及周围组织、结构主要由诸多的肌肉、韧带、腱膜、软骨、脂肪等软组织构成,缺少自然对比,常规X线检查借助钡剂的形态,可观察咽、食管腔壁的形态,对黏膜下及深层组织内的观察,与咽喉镜一样,无能为力。MRI具有软组织对比分辨率高,又有多方位、多序列成像的优点,可以清晰地显示食管入口及周围组织结构的形态。头颈部矢状面成像对食管入口和周围组织如咽部的软腭、舌、会厌、喉、咽后壁的显示十分重要,能显示食管入口的全貌及与周围组织、结构的关系。横断面和冠状面图像有利于病灶上、下和左、右间的对比。食管入口在MRI矢状面图像上位于第4-5颈椎的前面,在低年龄组,T1加权和T2加权图像上食管入口均为信号均匀的中等信号,但随着年龄增加,软骨内形成含脂肪髓腔,故T1加权和T2加权图像均呈高信号,软骨表面的肌膜组织呈中等信号(图10-1-5,图10-1-6)。

4. CT CT对食管入口的显示要明显优于常规X线检查,可以了解咽腔内、外及颈深部结构的形态变化,增强扫描更可以明确病变大小及边界形态。在食管入口的CT横断面上,食管入口

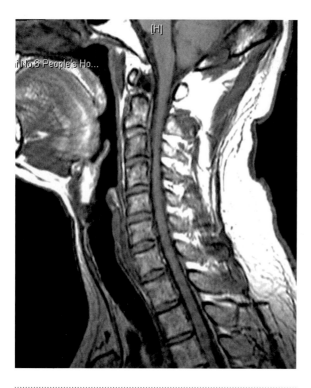

图10-1-6　颈椎MR矢状面T1WI,颈椎4-6前缘与气管的间隙为食管入口。

晰,且立体感不如MRI强,但CT也有它的优点,它对软骨的显示,尤其是细小软骨的显示要明显地优于MRI,如对杓状软骨、甲状软骨下角的显示。软骨的显示对食管入口及周围病变受侵的显示十分重要,环状软骨板与椎体之间的环-椎间距增大>1 cm,或杓状软骨,甲状软骨下角与椎体间的杓-椎或甲-椎间距增大>1 cm,是食管入口受侵的重要征象。杓状软骨、甲状软骨下角和环状软骨后板边缘毛糙、变小、缺损或向一侧倾斜、移位,也是食管入口病变的间接征象(图10-1-7,图10-1-8)。

四、食管入口自身的肿瘤和病变

食管入口肿瘤大多数是恶性肿瘤,以食管入口癌最为多见,良性肿瘤以乳头状瘤多见。食管入口自身的病变还有食管入口憩室、食管入口环咽肌失弛缓症等,它们在临床上的共同表现是吞咽障碍,病变严重者,进食时可发生呛噎。食管入口的肿瘤在治疗方面是比较复杂的,需要将胃或者空肠从腹腔游离后经胸腔(替代食管)与肿瘤切除后的咽腔吻合起来,并且关闭喉腔(行气管切开)。手术需要头颈外科、胸外科、普外科、麻醉科医生的通力协作,如果肿瘤系晚期,或已经侵犯周围组织,那么预后更差,所以食管入口肿瘤或者食管入口受侵的早期诊断是非常重要的。

位于环状软骨板后方的环后区,其后面紧贴颈椎的椎前间隙,其上前方两侧有梨状窝和杓会厌皱襞,在声带下层面,气管两旁还可以看到杓状软骨和甲状软骨的下角。CT对软组织结构的分辨率没有MRI好,也不如MRI可多方位成像,因此对食管入口及周围组织结构的显示不如MRI清

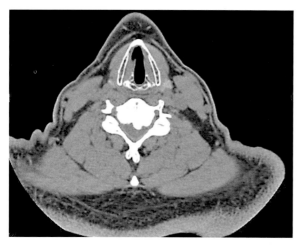

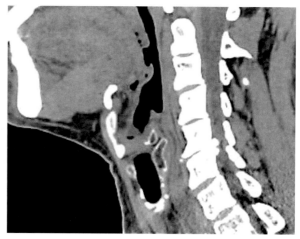

图10-1-7　食管入口的CT横断面和矢状面重建图像

（一）原发于食管入口的癌

原发于食管入口的癌也称为环咽癌。环咽癌极易向下进展，并侵犯食管前壁，发展极快，可将喉、气管推移向前。病人较早地出现进食梗阻和呛噎。钡剂X线检查，钡剂通过食管入口时遇到阻力，钡剂通过咽部时间显著地大于常人。梗阻比较严重的病人会有钡剂向前庭或气管溢漏的现象，钡剂检查时可见气管后软组织影增宽，喉向前方推移，严重者可见食管入口明显变窄，黏膜紊乱、破坏（图10-1-8）。

CT检查时，在食管入口平面，可见椎前软组织增厚，环状软骨板与椎体之间的环-椎间距增大

（>1 cm），或杓状软骨、甲状软骨下角与椎体间的杓-椎或甲-椎间距增大（>1 cm），有时可发现杓状软骨或甲状软骨下角变小、边缘毛糙、向一侧倾斜等间接征象（图10-1-9）。在环咽癌的MRI横断面和矢状面图像上，可见食管入口软组织肿块，向上方的下咽和下方的食管扩展（图10-1-10）。

食管入口癌可以侵犯它相邻近的器官和组织，如气管、颈椎、颈段食管、下咽、喉和甲状腺等，最常见的是食管入口癌沿着食管通道侵犯下咽和颈段食管。CT或MR可以清晰地发现相邻的器官和组织受侵，以及颈部各区的淋巴结肿大、转移。

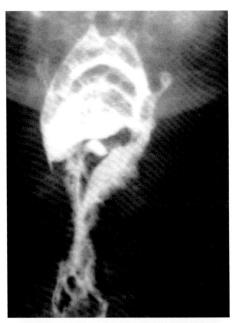
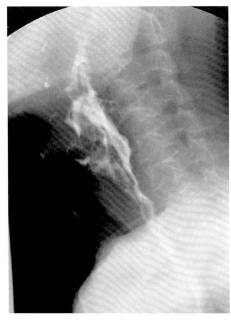

图10-1-8 环咽癌 钡剂检查见食管入口明显变窄，黏膜紊乱、破坏。

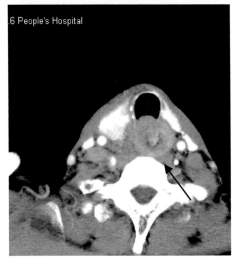
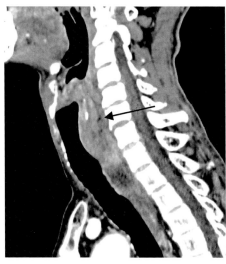

图10-1-9 环咽癌 CT增强检查见食管入口肿块，侵犯下咽和食管上段，环状软骨板与椎体之间距离增大（箭）。

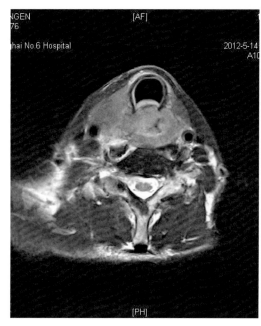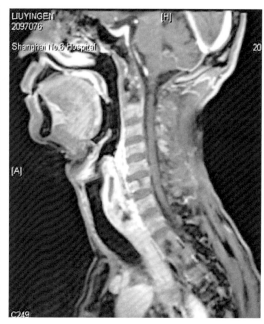

图10-1-10　环咽癌　MR检查见食管入口肿块,侵犯下咽和食管上段。

（二）食管入口的良性肿瘤

1.乳头状瘤　食管入口良性肿瘤很少见,乳头状瘤系最为常见,一般认为它是食管黏膜局部增生形成,也有的学者认为它是癌前期病变。临床上主要是吞咽不适的症状。带蒂的乳头状瘤呈疣状、菜花状突起,内镜下很容易摘除。弥漫性生长的乳头状瘤不容易切除,极易复发,但食管入口乳头状瘤引起的吞咽障碍通常没有食管入口癌严重,这也是它与食管入口癌鉴别的一个重要依据。

CT或MR检查可以发现食管入口管壁增厚、密度均匀,但食物可以通过,除了吞咽不适以外,通常不会发生梗阻。病变外周境界清晰,注入对比剂后,肿瘤均匀强化（图10-1-11）。

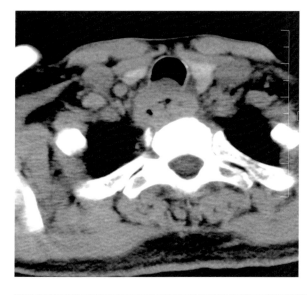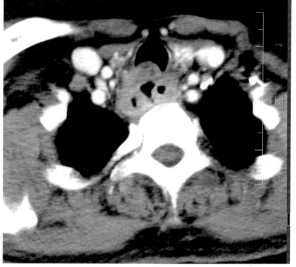

图10-1-11　食管入口弥漫性生长的乳头状瘤　CT检查发现食管入口管壁增厚、密度均匀,病变外周境界清晰,肿瘤均匀强化。

2. 肌纤维母细胞瘤　常常由于咽喉部慢性炎症而引起的慢性肉芽肿。临床上主要是吞咽不适，但通常不会发生梗阻征象，影像学检查发现食管入口管壁增厚、有中等程度的强化表现（图10-1-12）。

3. 神经鞘瘤　它常生长在食管入口偏一侧的上方，边界十分清晰，T2WI有较高信号，有比较明显的强化，临床上主要是吞咽不适，但通常不会发生梗阻征象（图10-1-13）。

（三）食管入口的其他病变

1. 环咽失弛缓症　系食管入口局部管壁的神经节缺失，造成环咽腔局部痉挛，不能弛缓，如同贲门失弛缓症，但发病率远低于贲门失弛缓症。

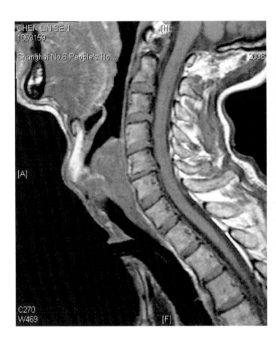
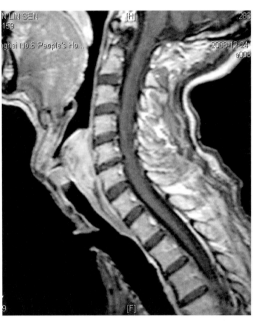

图10-1-12　食管入口肌纤维母细胞瘤　MR T1WI发现食管入口管壁明显增厚，与周围组织境界清楚，均匀强化。

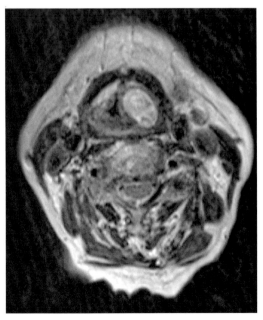
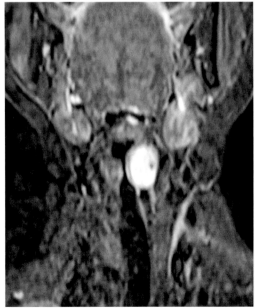

图10-1-13　食管入口的神经鞘瘤　MR T2WI见食管入口左侧偏上方边界清晰的软组织肿块，呈高信号表现。

病人主要症状为间歇性发作的吞咽困难,严重者不能吞咽,但是服用解痉药或精神暗示、慰藉后,它能够慢慢自行缓解,发作时钡剂检查可以看见食管入口壁局部隆起,管腔狭窄,严重者管腔封闭(图10-1-14)。

2. Zenker憩室 系食管入口处局部管壁薄弱,使食管黏膜和黏膜下层向外突出、形成的假性憩室。常见于斜行的咽下缩肌与横行的环咽肌之间的一个肌纤维薄弱三角区,也见于其他一些咽肌纤维发育不良,常常伴有环咽功能紊乱、胃-食管反流、食管上括约肌松弛。钡剂造影时可见对比剂进入食管入口侧壁的囊袋中,CT可见食管侧前壁囊袋样结构,其内容物不会强化(图10-1-15,图10-1-16)。

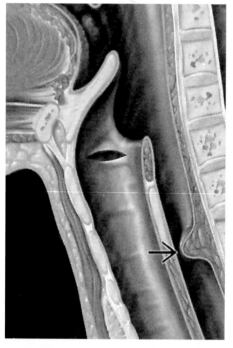

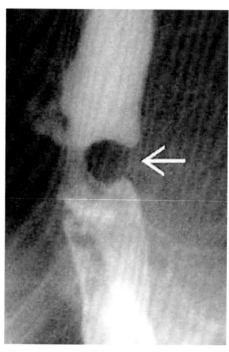

图10-1-14 环咽失弛缓症 环咽局部痉挛隆起,钡剂通过受阻。

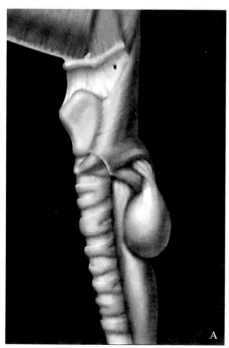

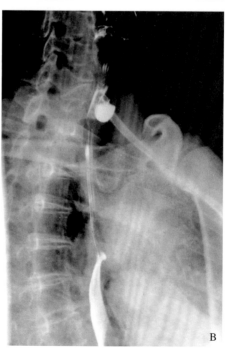

图10-1-15 Zenker憩室 食管入口侧壁形成囊袋样结构,吞钡时对比剂可以进入(A、B)。

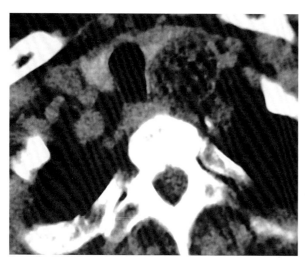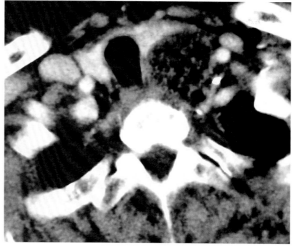

图10-1-16　Zenker憩室　CT平扫见食管入口左侧约2 cm×3 cm大小圆形病灶，左侧甲状腺受压前移，内容物密度不均匀（残留食物），注入对比剂后，病灶不强化。

五、食管入口周围组织和器官的肿瘤对食管入口的侵犯

咽、食管入口、喉在生理解剖和名称概念上是相互连接和重叠的器官，咽部分为鼻咽、口咽和喉咽三部分，喉咽又分为梨状窝、咽后壁、下咽三部分，下咽就是食管入口，也叫环咽、咽-食管连接。喉部分为声门上区、声门区、声下区三部分，声门上区包括会厌、室带、喉室和杓会厌皱襞四部分，杓会厌皱襞与喉咽的梨状窝、环咽紧密相连。因此，食管入口癌可以轻易地侵犯咽、喉部及食管，咽、喉部及上段食管的肿瘤也可以轻易地侵犯食管入口。

此外，与食管入口邻近的甲状腺癌、颈椎肿瘤也能侵犯食管入口。

（一）颈段食管癌侵犯食管入口

食管肿瘤以恶性多见，其中以癌最多见，组织学上鳞癌占90%以上，腺癌次之。其他有肉瘤、癌肉瘤、恶性淋巴瘤、黑色素瘤等，均比较少见。食管癌是发生于食管黏膜上皮的恶性肿瘤，可发生于食管的任何部位，最多见于食管中段，颈段食管最少见。多见于40岁以上，男性多于女性。由于食管无浆膜层，食管癌常直接侵犯邻近器官，包括气管、支气管、大血管和心脏。食管周围的肿瘤也可轻易地侵犯食管。早期食管癌仅局限于黏膜或黏膜下层，未侵犯肌层，晚期的食管癌侵犯食管壁各层。颈段食管癌可沿着食管壁的各层向上方延伸，侵犯食管入口，晚期颈段食管癌侵犯食管入口与原发的食管癌难于区别（图10-1-17）。

（二）喉咽癌侵犯食管入口

梨状窝是喉咽的一部分，梨状窝癌是喉咽部最常见肿瘤，咽后壁癌最少见。病人早期仅有咽部肿痛等咽喉部炎症的表现，病变进展后可出现咽部压迫感，耳痛、刺激性咳嗽，进食有梗阻感，发生吞咽困难，由于分泌物增多，它们反流入喉而出现声嘶、呼吸困难等症状。临床上多见于50岁以上，男性多见。梨状窝癌侵犯范围较广泛，肿瘤可沿喉旁间隙蔓延侵犯声门旁间隙和会厌前间隙，可累及声带甚至前联合，肿瘤也可沿梨状窝内侧缘的杓会厌皱襞向后向内侵犯食管入口。常规X线钡剂检查时，见患者梨状窝内充盈缺损或闭塞，两侧下咽不对称，食管入口受侵严重时可见局部变窄、黏膜变乱。X线录像见钡剂通过咽部时间显著增加，并可见钡剂向气管漏溢。CT扫描见患侧梨状窝有肿块，使梨状窝变小或消失，增强时肿块强化不明显，但肿瘤的边界显示更加清楚，肿块伸入食管入口时，使椎前软组织增厚，并挤压杓状软骨或甲状软骨下角向前方移位，使它们与椎体的间距增大。CT薄层

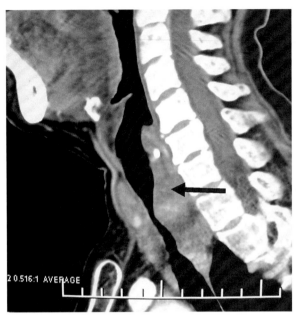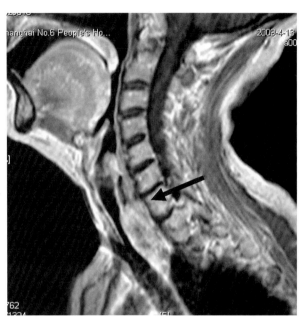

图10-1-17　颈段食管癌侵犯食管入口　CT和MR增强扫描可见颈段食管肿块上缘与食管入口的界限（箭）。

扫描还可以发现细小的杓状软骨或甲状软骨、环状软骨的破坏，表现为边缘毛糙，缺损或变小。对软骨的轻微破坏，需改变窗位、窗宽仔细观察才不会遗漏。部分病例可侵犯邻近颈部血管和淋巴结转移，增强扫描对显示上述转移性改变有帮助。梨状窝位于中线两侧，因此MRI横断面或冠状面显示较好，T1加权像肿块为偏低信号，T2加权像肿块信号升高，MRI可明确显示肿块伸向食管入口，并可见梨状窝旁高信号的脂肪组织受推挤向后外侧移位，但MRI的缺点是对小软骨的显示比较困难，如杓状软骨，且对轻微的软骨受侵显示不如CT（图10-1-18，图10-1-19）。

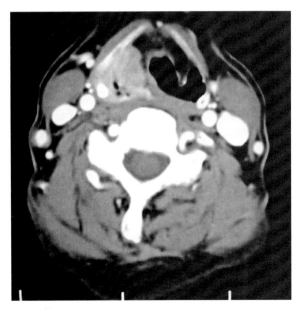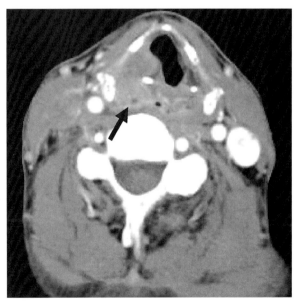

图10-1-18　右侧梨状窝癌　CT增强见右侧梨状窝肿块，甲状软骨、杓状软骨受侵。

图10-1-19　右侧梨状窝癌　侵犯食管入口，右侧环咽肌及食管入口受侵（箭）。

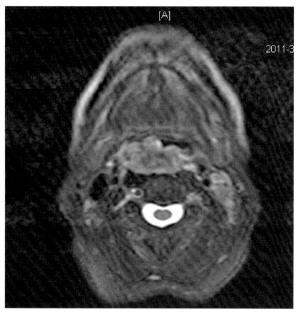
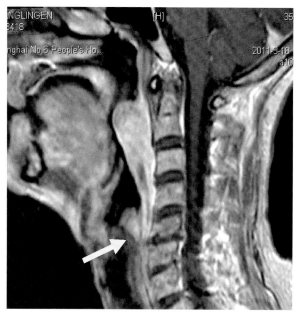

图10-1-20 咽后壁癌 MR见口咽和喉咽部后壁肿块,向下侵犯食管入口(箭)。

咽后壁癌少见,CT或MR可发现口咽和喉咽部后壁肿块,向下侵犯食管入口(图10-1-20)。

(三)喉癌侵犯食管入口

喉位于食管入口的上前方,两者以杓状软骨和环状软骨后板为界。喉癌在临床上分声门上型、声门型、声门下型和混合型。混合型又称跨声门型。喉癌以鳞状细胞癌多见,占96%~98%,其他有未分化癌、腺癌等,均少见。喉部肿瘤侵及杓状软骨和声带时,病人可出现声嘶、失声等症状,肿块较大时可有喘鸣、呼吸困难、咳嗽、咯血等症状。喉癌病人也是男性居多,年龄均在45岁以上。肿瘤组织容易沿着黏膜表面或借黏膜下间隙向四周浸润、蔓延,声门以上癌肿,可循杓会厌皱襞侵及梨状窝,梨状癌肿瘤也很容易向后、内方侵犯环咽肌,达食管入口。单纯的声门癌局限于声带处,一般不会侵犯食管入口。声门下癌比较少见,肿瘤主要向气管内扩展。声门上癌和跨声门癌侵犯食管入口的机会最多,肿瘤可向上侵犯会厌、会厌前间隙,向后可侵犯杓状软骨、杓会厌皱襞、梨状窝,并可向食管入口扩展。喉癌病人常规X线侧位片可见到气管入口处软组织肿块影,钡剂检查时可见下咽前方充盈缺损,若食管入

口受侵时,会发现环咽呈线样狭窄、黏膜破坏等。MRI可见声门区肿块占据整个喉部,阻塞气道,并向后下方侵犯食管入口,肿块与环咽界限不清。CT扫描,见喉部肿块向环咽侵犯,可见气管与椎体间隙增宽,或杓-椎、环-椎间距增大,CT还能发现甲状软骨板、环状软骨板和杓状软骨的破坏(图10-1-21)。

(四)甲状腺癌侵犯食管入口

甲状腺癌是一种常见的恶性肿瘤,40~50岁女性多见,根据组织形态学可分为如下几种类型:①乳头状癌:占40%~60%,一般无包膜、质较硬,常呈放射条索状向周围组织浸润,常有出血、坏死、囊变及钙化。②滤泡状癌:占20%,质硬,可有包膜及出血、坏死、囊变。③髓样癌:男性多见,占5%~10%,可能与遗传有关,结节状、分叶状,恶性程度高,血液中降钙素下降,多见转移。髓样癌的肿瘤细胞通常不吸碘,因此CT增强时,肿瘤组织不强化,它与明显强化的正常甲状腺组织形成鲜明对比。④未分化癌:占11%~16%,癌细胞分化极差,恶性程度很高,50岁以上女性多见,发展快、生长迅速、预后差,肿瘤无包膜,边界不清,常出血、坏死,常常浸润周围组

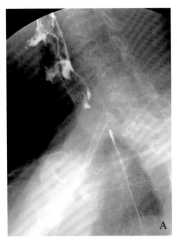
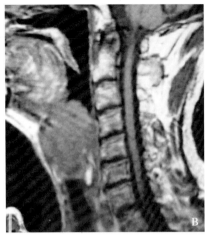
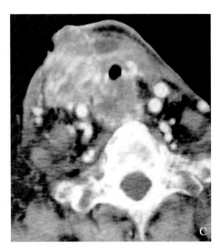

图 10-1-21　喉癌侵犯食管入口　A. 钡剂检查见钡剂在食管入口受阻,局部见软组织肿块。B. 喉癌侵犯食管入口,MR检查见喉部肿块。C. CT增强扫描显示喉部结构和软骨破坏、食管入口受侵。

织,如喉、气管、食管、大血管等。⑤鳞癌:罕见,占1%,来源滤泡上皮的鳞状化生。

较小的甲状腺癌位于一侧或双侧甲状腺内,一般不会对食管入口侵犯,但较大或恶性度高的甲状腺癌会向周围结构侵犯,可推挤气管,包绕颈鞘血管,侵犯食管入口。甲状腺癌侵犯食管入口时,钡剂检查时钡剂通过食管入口会有受阻现象,可见咽喉部形态不规则、狭窄、黏膜破坏等征象。在CT或MRI图像上,可见患侧甲状腺增大,增强时有不均匀强化,甲状腺肿块与周围组织界限不清,肿块沿气管食管沟生长,从侧方推压食管气管向对侧移位,并从侧方包绕1/3～1/2食管,肿块与食管境界不清,受侵犯食管入口的一侧管壁增厚。若肿块包绕颈鞘血管大于1/2时,使血管边缘毛糙、周径变细,此时要考虑食管受侵。有时还可看见甲状软骨、环状软骨、杓状软骨的破坏。食管入口受侵犯时,杓-椎间距和环-椎间距均有增大(图10-1-22～24)。

(五)颈椎肿瘤侵犯食管入口

颈椎常见的肿瘤或肿瘤样病变有血管瘤、巨细胞瘤、骨样骨瘤、骨母细胞瘤、骨髓瘤、脊索瘤、转移瘤、嗜酸性肉芽肿等,少见的有软骨瘤、软骨肉瘤、骨肉瘤、淋巴瘤等,通常它们不会侵犯食管入口。笔者遇见过颈椎巨细胞瘤、淋巴瘤、转移瘤

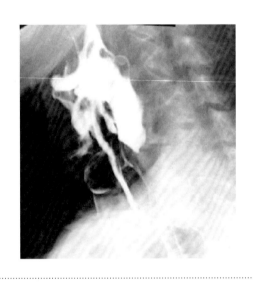

图 10-1-22　甲状腺滤泡状癌侵犯食管入口　X线钡剂检查见钡剂有通过受阻、漏溢现象,咽喉部形态不规则、黏膜破坏。

侵犯了食管入口。

1. 巨细胞瘤　好发于长骨的骨端,偶见脊椎、下颌骨等处,绝大多数发在20～40岁的成年人。椎体的巨细胞瘤除了有多房状膨胀明显的特点外,常常有明显的侵袭性,除了椎体、附件、椎间盘和邻近椎体受侵外,还可见椎旁和咽后间隙软组织肿块(图10-1-26)。

2. 颈椎淋巴瘤　可单发,也可多发。好发于30～60岁,男性多于女性,多见于骨盆、股骨、脊柱、肱骨等。骨淋巴瘤的骨破坏与病人自我感觉

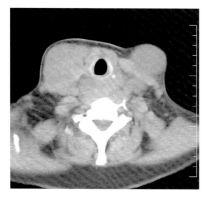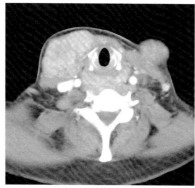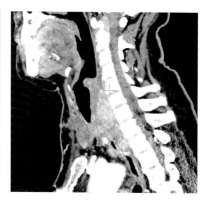

图 10-1-23　甲状腺滤泡状癌侵犯食管入口　CT扫描显示双侧颈前及环状软骨后肿块,不规则强化,环-椎间距明显增大,矢状面重建见食管入口肿块。

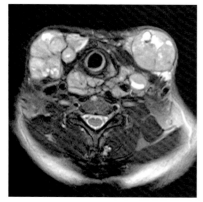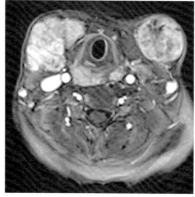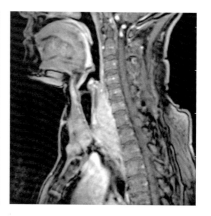

图 10-1-24　甲状腺滤泡状癌侵犯食管入口　MR T2WI显示双侧颈前及环状软骨后肿块,不规则强化,环-椎间距明显增大,矢状面见肿块侵犯食管入口。

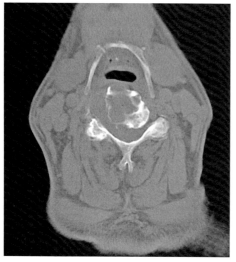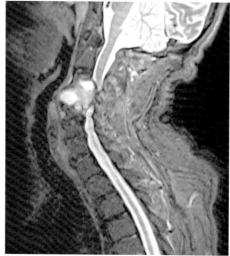

图 10-1-25　颈椎巨细胞瘤侵犯食管入口　CT扫描显示椎体明显的多房状膨胀,MR T2WI显示第3～4颈椎椎体破坏,软组织肿块向咽后壁食管入口及椎管侵犯。

往往不一致,症状较轻,有的病人直到发生病理骨折才发现病变。颈椎淋巴瘤呈溶骨性破坏,表现为髓腔和骨松质内虫蚀或筛孔状破坏,随病变发展,可融合成大片状低密度区,病灶境界模糊,病灶一般不会侵犯椎间隙。除了椎体骨质破坏外,可见软组织肿块(图10-1-26)。

3. 鼻咽癌 颈前转移,侵犯了食管入口,恶性度高、分化差的肿瘤容易转移,转移到骨的恶性肿瘤多数是癌,少数为肉瘤。肿瘤转移到脊椎的途径通常是通过脊椎静脉丛的血行转移,脊椎静脉丛腔内压力很低、血流缓慢,又没有静脉瓣,腔

静脉中的癌栓可通过吻合支逆流到脊椎静脉丛,转移到脊柱和盆骨等处。骨盆、股骨、脊柱是最容易发生骨转移的骨骼,而乳腺癌、前列腺癌、甲状腺癌、肺癌发生骨转移的机会较高。骨转移瘤主要见于中老年人,脊椎转移瘤常因压迫脊神经或脊髓,引起持续性剧烈疼痛,甚至发生瘫痪。肺癌、乳腺癌常发生溶骨性转移,胃癌和甲状腺癌的脊椎转移常常有骨皮质的膨胀或破坏,前列腺癌和膀胱癌的转移常为成骨性表现。笔者遇到1例鼻咽癌发生颈椎前间隙转移并侵犯食管入口(图10-1-27)。

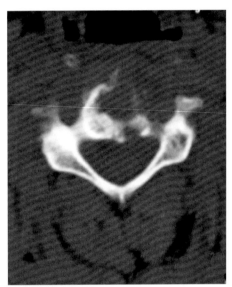 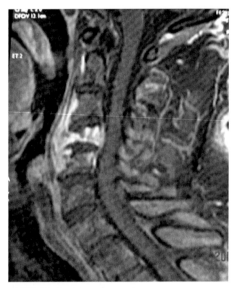

图10-1-26 第4～5颈椎淋巴瘤 CT扫描发现第4颈椎虫蚀样溶骨性破坏、椎前间隙增宽。MR T1WI增强扫描见椎前软组织强化,食管入口受侵。

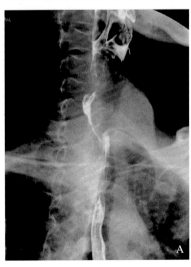 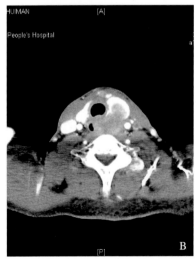 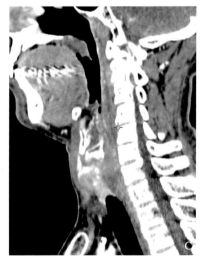

图10-1-27 鼻咽癌颈椎前间隙转移 A.钡剂X线检查发现食管入口处肿块,食管入口偏移、狭窄、黏膜破坏;B、C.CT增强检查显示颈椎前间隙偏左侧肿块,肿瘤侵犯食管入口、左侧甲状腺、左侧颈鞘血管、喉软骨受侵破坏。

第二节 食管－贲门部

一、解剖

贲门是食管进入胃底的开口处，也称为胃－食管连接区，此处有贲门括约肌，将食管与胃分开，局部形成一环形嵴，正常时看不见。食管有膈壶腹部、食管胃前庭部、His角、膈食管膜、胃－食管环等结构，它们对食物正常通过贲门、防止食物从胃反流进入食管、贲门部的开与闭有特定的功能，食管－贲门部是一锐角，胃镜检查时容易遗漏病灶，因此影像学检查十分重要。

贲门（食管－胃连接区）的几个特殊结构：

1. 食管的"膈壶腹"部 这段食管位于横膈上，长约3～5 cm，其下界为横膈的食管裂孔，常呈梭形扩张。

2. 食管的"裂孔段" 此段很短，紧接"膈壶腹"的下方，受膈的弹性夹的调节作用，常呈收缩状态，当食物通过时它才开放，若弹性夹作用减低或消失，则可能发生胃－食管反流。

3. 腹段食管 指食管裂孔段至胃贲门口这一段，又称"食管胃前庭部"，是胃和食管的过渡部分，长约2～3 cm。这段食管的左缘常与胃底大弯呈一锐角，称贲门切迹，也称His角，实际上是胃悬吊纤维韧带所形成的贲门切迹。该处胃内黏膜形成贲门皱襞，组成His角两边的贲门组织活动度较大，犹如活瓣，故又称His瓣，它经常处于收缩状态，具有一定的抗胃食管反流作用。由于His角是一锐角，胃镜检查时容易遗漏病灶。

4. 膈食管膜 是围绕"胃食管前庭部"周围的一层纤维膜，它的上缘达膈壶腹，与食管外面的纤维组织相连，下端与贲门相联，比较松弛，食管可以在内滑动。若膈食管膜由于种种原因发生变性，弹力消失，易产生食管裂孔疝。

5. 贲门 此处有贲门括约肌，将食管与胃分开，局部形成一环形嵴，正常时看不见，当胃底轻度疝入胸腔时，就能见到食管与胃交界处呈对称性的切迹，称为"胃－食管环"。

贲门区是胃鳞状上皮和食管柱状上皮交界处，Barrett食管的患者，其鳞－柱交界线会上移。贲门部的神经节若变性或缺如，则会发生贲门失弛缓症（图10-2-1，图10-2-2）。

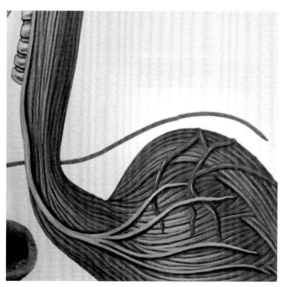

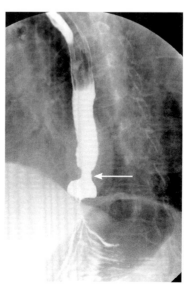

图10-2-1 食管－贲门的表面解剖图（左图）

图10-2-2 箭示胃－食管环（贲门括约肌）食管与胃交界处（右图）

二、影像学检查

由于贲门位置特殊，早期贲门癌的漏诊率和误诊率都较高，而中晚期贲门癌由于癌肿往往较大，临床症状显著，易在X线气钡双对比造影和CT检查时发现。X线气钡双对比造影检查简单易行，可作为首选方法，对于不能配合和有明显临床症状者可选择CT增强造影检查。内镜检查可明确病灶组织学定性，X线气钡双对比造影可确定病灶位置、大小，CT造影检查可了解病灶的范围、瘤周淋巴结有无受累、有无远处脏器转移等。

（一）X线气钡双对比造影表现

患者于立位时做腹部透视，注意贲门部有无软组织肿块影。食管下段气钡双对比造影时应注意观察贲门的开放状况，有无狭窄，有无钡剂喷射及分流现象。食管检查结束后将检查床放平，再采用头低脚高位，向左旋转2～3圈或左右大幅度摇摆几次，然后依照上消化道造影常规检查顺序依次透视并拍照，如果怀疑贲门部占位，应着重注意以下体位：右侧卧位贲门关闭双对比像、仰卧位时贲门关闭钡剂充盈相，半立位时左侧、右侧贲门开放相，直立位贲门关闭双对比相。贲门开放时应注意其开放的程度、速度及形态；钡剂流经贲门时，正常表现为直接向下或沿黏膜呈扇形向下，不应有喷射或遇阻分流现象。贲门关闭双对比相时，应注意有无双边或多边征、龛影、黏膜破坏等异常征象。贲门关闭钡剂充盈相应注意有无充盈缺损。

（二）CT检查

早期贲门癌CT增强检查检出率低，进展期贲门癌应用CT增强检查可明确有无占位、病灶大小、灶周脂肪间隙有无受侵和有无远处转移。行胃CT造影检查时，应口服大量清水作为胃的阴性比剂，同时注射山莨菪碱（654-2）减低胃的张力。正常贲门处胃壁在贲门关闭时其厚度应<10 mm，有时因患者饮大量清水发生反流时，CT扫描表现为贲门呈开放状态，此时其厚度应与其他部位胃壁相似。进展期贲门癌多表现为贲门两侧壁异常增厚，并可见向食管及胃底、胃体蔓延，随肿瘤生长，后期呈现软组织肿块影，表面不光整，可见分叶或溃疡形成；增强扫描可见病灶明显异常强化。食管下端管壁增厚，管腔狭窄，狭窄水平以上食管扩张。当癌灶向周围生长侵犯时，表现为贲门肿块周围脂肪间隙消失，可伴有纤维条索影，后继发展为多发小结节灶。晚期肿瘤可直接侵犯周围组织器官，如膈肌和肝脏等。也可发生血行转移至肝脏，表现为多发低密度结节灶。癌肿向周围淋巴结转移可引起周围淋巴结肿大，以胃左动脉淋巴结肿大最多见，其次为腹腔动脉淋巴结及腹膜后淋巴结肿大。当淋巴结直径>10.0 mm时，一般认为有淋巴结转移，当淋巴结<10.0 mm时，难以确定有无发生转移。Monig等报道，在一组331个转移淋巴结病例中，10 mm以下者占90%，其中直径在1～5 mm的淋巴结转移阳性率占20%，直径6～9 mm淋巴结转移阳性率明显升高达40%。

三、贲门癌

贲门区是胃鳞状上皮和食管柱状上皮交界处，Barrett食管的患者，其鳞-柱状上皮交界线会上移。

食管下端贲门部的肿瘤有多种，可分为起源于黏膜腺上皮的良性腺瘤和恶性腺癌，起源于黏膜下间质组织的平滑肌瘤、神经鞘瘤、神经纤维瘤和其他恶性肿瘤。其中以贲门腺癌最为多见，它的发病率几乎与食管癌相当。早期贲门癌发现率比较低，患者出现临床症状时多已经为中晚期。

（一）病因与病理

与贲门癌发生最有关联的是胃-食管反流，它可引起食管下端贲门管壁黏膜肠化生，而肠化生是癌前病变。

贲门癌大多数为腺癌，其次为鳞癌。侵及黏膜层和（或）黏膜下层者称为早期癌，侵及肌层和浆膜及有转移者称为进展期癌。

早期贲门癌大体病理可分为息肉样型、平坦型和溃疡型。息肉样型癌灶向腔内生长，病灶大小不一，形态类似于息肉，表面凹凸不平，周围黏膜皱襞多呈结节样改变。平坦型癌灶呈现平坦状，肿瘤沿黏膜和黏膜下生长，病灶大小不一，黏膜皱襞消失，病灶与正常管壁分界往往不清，形态不规则。溃疡型癌灶表面呈现凹陷，其深度不超过黏膜下层，病灶大小不一，边缘形态不规则，底部呈现颗粒样改变，病灶周围黏膜皱襞常常呈杵状增粗。

进展期贲门癌的大体病理可分为四型。① 蕈伞型：肿瘤向胃腔内生长，呈现菜花状，表面不规则，病灶区胃小区消失，肿瘤与周围胃壁分界比较明显。② 溃疡型：癌灶呈现大而深的溃疡，黏膜纹结构消失，底部表面凹凸不平，边缘不规则，周边隆起形成环堤。周围黏膜纹向溃疡纠集，达溃疡边缘时突然变细、截断，或者呈现杵状改变。③ 浸润型：癌肿向黏膜下层以下深层浸润，病灶处胃壁增厚、僵硬，黏膜皱襞消失。④ 混合型：具有两种或两种以上形态特征。

贲门癌发展到晚期会发生转移，以贲门旁淋巴结最为多见，血行转移多见于肝脏，癌肿也可直接侵犯和种植转移至腹腔其他组织。

（二）临床表现

贲门癌发病年龄多在50～70岁，男性多于女性。早期贲门癌没有明显的临床症状，有些患者可有消化不良、食欲不振、腹部不适等非特异性表现。而中晚期常表现为进行性吞咽困难，还可有上腹部疼痛、上消化道出血、消瘦、贫血等。有些患者体检可扪及肿块。

（三）X线检查

1. 早期贲门癌钡剂检查的表现

（1）早期贲门癌的气钡双对比表现：早期贲门癌的双对比表现主要与癌灶的大小、类型有关，息肉样病变要比平坦型和溃疡型更易发现。

（2）息肉样型：癌灶呈现息肉样改变，造影可见类圆形的充盈缺损，表面不光整，黏膜纹不规则，黏膜纹呈颗粒样或结节样改变，管壁轻度僵硬或柔软。

（3）平坦型：癌灶处胃小区和胃小沟结构消失，病变处的黏膜皱襞变平或破坏消失，周边黏膜纹截断；病灶区表面有小斑片样的不规则钡斑或浅而淡的小龛影。

（4）溃疡型：癌灶主要表现为龛影，其边缘不光整，常有小结节，周围常见有环堤，周围黏膜纹不规则增粗、中断（图10-2-3）。

2. 进展期贲门癌钡剂检查的表现　进展期贲门癌可分为蕈伞型、溃疡型、浸润型和混合型，表现主要为贲门区肿块影、龛影、食管充盈缺损狭窄、胃壁僵硬等。

（1）蕈伞型：主要表现为贲门区软组织肿块。立位透视时可见贲门区有软组织肿块影，钡剂检查自左侧卧位向右侧卧位旋转时可见块状充盈缺损影，立位双对比像可见软组织肿块及贲门周围胃壁双边或多边征；肿块表面不光整，表面可见有大小不一钡斑，边缘不规则，周围胃壁僵硬，周围黏膜纹中断；钡剂经肿块两侧或表面流过呈分流状。

（2）溃疡型：主要表现为贲门周围癌性溃疡形成。溃疡呈腔内龛影，一般较大，深浅不一，底部表面不光整，周围黏膜纹杵状增粗，有时可见环堤征，这些征象在仰卧位向右侧卧位旋转时较易观察到。

（3）浸润型：主要表现为食管下端、贲门功能改变。浸润型癌主要以向深部组织侵犯为主，表面黏膜病变相对较轻，因此病变早期表现为贲门开放稍迟缓，扩张轻度受限，管壁光整；随癌肿进展，贲门开放迟缓，扩张受限，可继发贲门失弛缓症；食管下端受癌肿侵犯表现为管腔狭窄，狭窄段管壁僵硬，形态不规则，双侧不对称，有些可见充盈缺损影。胃底及胃体受侵，胃腔容积明显减小，黏膜粗大紊乱。

（4）混合型：具有上述3种类型的不同表现。贲门区软组织肿块、龛影，钡剂喷射或分流，食管下端狭窄、管壁不规则、有充盈缺损等（图10-2-4～6）。

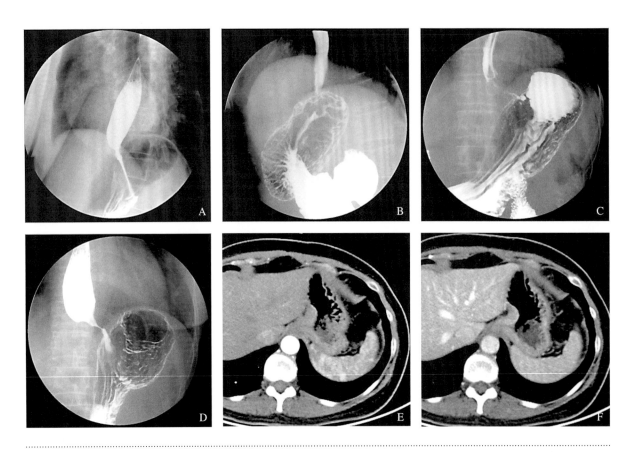

图10-2-3 早期贲门癌 A.站立左前斜位贲门开放像,钡剂呈喷射状进入胃内,提示贲门功能异常;B.右侧卧位贲门关闭双对比像,正常贲门星结构消失,周围结构紊乱,可见多发轻度隆起扁平型充盈缺损影;C.仰卧位双对比造影,病灶周围黏膜纹增粗、于病灶边缘截断;D.站立位贲门开放像,贲门开放受阻,呈继发性失弛缓,食管下端管腔明显狭窄,食管与胃壁间夹角明显扩大,贲门周围黏膜纹消失,周边黏膜纹截断。E、F.分别为贲门CT增强后动脉期及静脉期像,均可见显示贲门周围胃壁均匀增厚及早期异常强化。

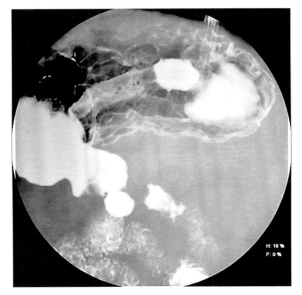

图10-2-4 X线双对比贲门关闭显影 贲门处见大龛影,周围环堤形成,邻近黏膜纹明显增粗、紊乱。

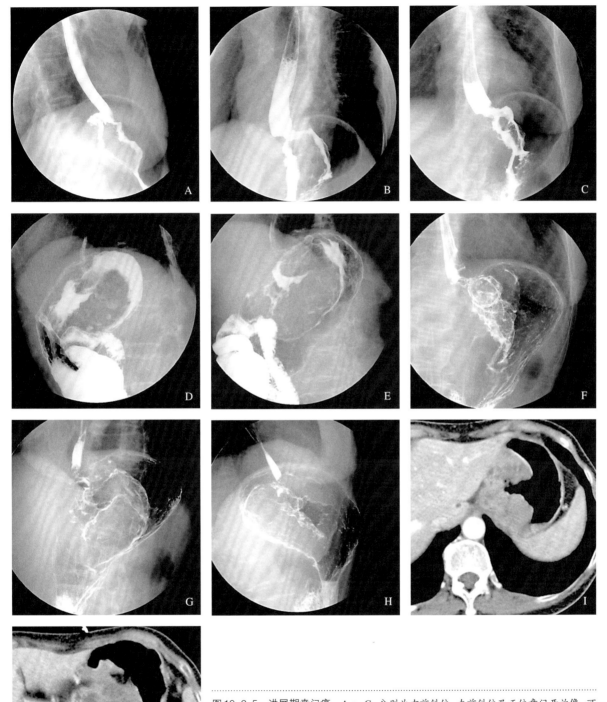

图10-2-5　进展期贲门癌　A～C.分别为右前斜位、左前斜位及正位贲门开放像,可见钡剂呈明显分流状,注意到食管下端狭窄、管壁可见充盈缺损影;D、E.右侧卧位贲门关闭像,钡剂充盈及双对比显影,正常贲门结构消失,周围见一巨大充盈缺损,肿块表面不规则,周围胃壁僵硬;F～H.分别为站立位正位、左前斜位及右前斜位贲门双对比显影,贲门部巨大不规则肿块显影,均可见多边征,肿块边缘清晰,表面不光整,凹凸不平。I.贲门CT增强扫描显示贲门周围胃壁显著异常增厚,伴有异常不均匀强化,表面不规则,可见溃疡形成;J.肿瘤下缘层面,胃小弯侧可见肿大淋巴结,且淋巴结有环形强化,胃壁与腹主动脉间脂肪间隙内有软组织密度影。

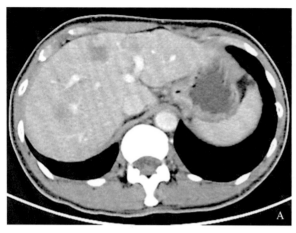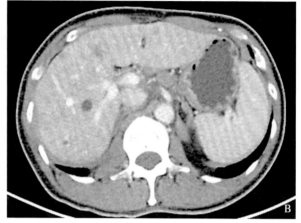

图10-2-6　贲门癌CT增强检查　A.贲门胃壁均匀强化,可见线样异常强化,同一层面肝脏可见3枚低密度转移灶;B.贲门下方层面胃左动脉淋巴结肿大伴轻度强化,提示淋巴结转移形成。

（四）贲门癌的鉴别诊断

1.贲门区其他肿瘤或非肿瘤性肿块　贲门区及邻近胃壁的肿块样表现的病变有息肉和间质瘤等。他们的共同表现是肿块呈圆形或类圆形,表面光整,边界清晰,周围胃壁柔软,肿块表面黏膜扁平,周围黏膜纹受推压移位。贲门的功能不受影响。

2.胃底食管静脉曲张　当肝脏硬化发生侧支循环时,胃底食管静脉扩张、迂曲,在X线双对比造影时,于胃底、贲门区可见肿块样的充盈缺损影,多数患者会伴有食管下段静脉曲张,其有特征性串珠状黏膜纹表现,使之易诊断。当只有贲门胃底静脉曲张而不伴有食管静脉曲张时,X线双对比诊断较困难,而应用腹部CT增强造影检查,可见胃底扩张迂曲的静脉明显强化,且有肝硬化表现,CT增强检查容易与贲门癌相鉴别。

3.贲门失弛缓症　早期贲门癌可引起贲门开放的功能改变,形成继发性失弛缓症。贲门癌引起失弛缓相对原发性失弛缓症食管扩张不明显,当钡剂足够多时,贲门被动开放,钡剂呈喷射状进入胃内。进展期贲门癌可向食管下端浸润生长,使得食管下段管腔狭窄,下端管壁见充盈缺损影。

4.贲门区良性溃疡　贲门区良性溃疡与胃内其他部位良性溃疡表现一致,呈现腔外龛影,溃疡颈部狭小,周围黏膜纹纠集、无中断及破坏改变。

四、贲门部淋巴瘤

（一）病因和病理

胃肠道是最常见的非霍奇金淋巴瘤结外侵犯组织,约占20%,所以胃肠道淋巴瘤往往是继发性的。消化道任何一段均可能有淋巴瘤生长,但数量有所不同。原发性胃肠道淋巴瘤约占整个消化道全部肿瘤的0.9%。原发性胃肠道淋巴瘤多是非霍奇金淋巴瘤,通常属于B细胞型淋巴瘤,大B细胞型和MALT是最常见的。淋巴瘤发生于胃肠道黏膜固有层和黏膜下层,多发受累是其典型表现。多数发生于中年人。淋巴瘤易感因素有HIV、幽门螺杆菌感染、乳糜泻、炎症性肠病及器官移植后免疫受限等。

分期：Ⅰ期局限于胃肠道内,原发、单发或多发而病灶不连贯;Ⅱ期原发胃肠道淋巴瘤转移至腹腔（a 邻近淋巴结,b 远处淋巴结）;Ⅲ穿透浆膜面直接侵犯邻近器官或组织Ⅳ:结外组织广泛侵犯或胃肠道淋巴瘤伴膈上淋巴结受累。多数患者处于Ⅱ期。

（二）影像学表现

原发性胃肠道淋巴瘤有多种多样的影像学表现,可以与其他恶性病变相混淆。贲门部淋巴瘤多继发于纵隔淋巴瘤侵犯或胃淋巴瘤邻近侵犯,多属于B细胞型。多表现为黏膜下侵犯,也可表现为息肉样肿块、溃疡、结节。双对比钡剂检查表现为溃疡型、息肉型和浸润型,与胃癌表现相似。多发息肉样肿块,特别是伴有中心性溃疡,巨大空洞,广泛渗透且皱襞肥厚,则提示为淋巴瘤。在CT造影中,贲门部淋巴瘤初期沿器官长轴在黏膜下增殖蔓延,引起贲门部胃壁、食管壁和黏膜皱襞增厚,随后逐渐向黏膜表面及深部肌层破坏,最后累及病灶处壁全层的病理过程,这与贲门部癌首先破坏黏膜层导致胃壁分层结构消失表现不同。CT增强检查时,当胃壁增厚<1.0 cm时黏膜线完整、连续,呈细线状强化,胃黏膜下层因肿瘤细胞浸润增厚强化较弱,呈相对低密度,胃壁呈高低密度分层状结构;当胃壁>1.0 cm,黏膜破坏,胃壁均匀强化,分层结构消失(图10-2-7)。

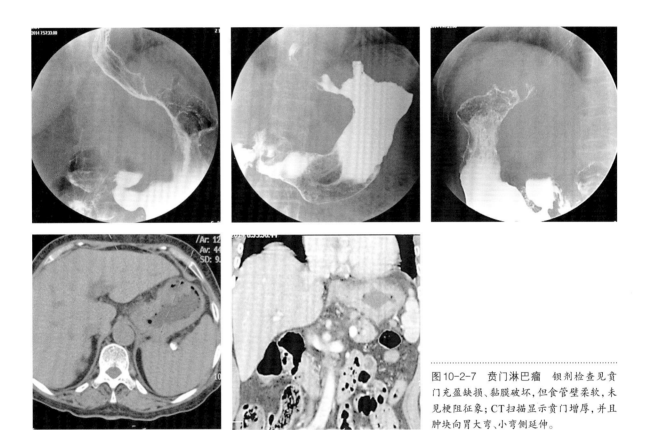

图10-2-7　贲门淋巴瘤　钡剂检查见贲门充盈缺损、黏膜破坏,但食管壁柔软,未见梗阻征象;CT扫描显示贲门增厚,并且肿块向胃大弯、小弯侧延伸。

（宋国平　庄奇新　赵俊功）

第十一章

全身性疾病的食管表现

第一节 食 管 硬 皮 病

硬皮病又称进行性系统硬化症,为原因不明的全身结缔组织病,可分为系统性和局限性两种类型,前者除损害皮肤之外,可累及多个内脏器官。食管硬皮病是系统性硬皮病引起的全身性改变中的食管表现。

一、病理和临床表现

系统性硬皮病除侵犯皮肤外,还可损害内脏的平滑肌。食管硬皮病的早期病理改变为平滑肌纤维束变性,伴有炎症细胞浸润,特征的改变为肌纤维束呈均匀性硬化和萎缩,伴有肌纤维束之间结缔组织增生,多数病例伴有肺组织纤维化改变。累及食管时,病变大多局限在食管的下段,表现为食管的肌层和黏膜下层增厚、变硬、弹性纤维退化。食管硬皮病除平滑肌的变化外,极少数还可累及黏膜层,引起食管黏膜胶原纤维的类纤维蛋白变性,伴有炎症细胞浸润,以后亦可萎缩硬化。

本病可发生于任何年龄,以30～40岁最常见,女性发病高于男性3倍。除全身系统性的皮肤萎缩硬化外,食管受累的常见症状为胸骨后疼痛、胃-食管反流、吞咽困难和恶心、呕吐。由于本病还可累及肠道,因此可以伴有消化不良、食欲减退、腹痛、腹泻和便秘等。

二、影像学表现

食管硬皮病初期表现为食管动力障碍,主要在食管近段,早期X线表现为梨状窝钡剂滞留,环咽段松弛,食管轻度舒张、蠕动减弱,食管黏膜纹理仍可显示正常,食管内钡剂排空于立位检查仍然正常,而于卧位检查则发现钡剂在食管内滞留时间较长,可长达1小时以上钡剂仍未排空。随着病变的发展,由于食管排空障碍,少数患者于常规透视下可发现食管内有食物滞留。气钡双重造影可见食管扩张更明显,蠕动微弱或完全消失,钡剂的下行需要依靠其重力下落,钡剂在贲门的上方略可停留。卧位造影检查则钡剂在食管内下行更不容易,并长期不能排空。食管黏膜纹消失,晚期病人因食管不能收缩,故无法显示其黏膜形态(图11-1-1A)。食管硬皮病患者胸部CT检查,可显示肺间质纤维化改变(图11-1-1B)。食管硬皮病后期可并发食管裂孔疝和食管炎。前者是由于食管萎缩硬化而长度缩短,产生短食管型食管裂孔疝。后者可能为胃液反流和食物滞留所致,食管下端出现炎性痉挛,或因纤维瘢痕收缩而导致食管下端狭窄,使狭窄以上食管更加扩张,排空严重受障(图11-1-1A)。食管硬皮病要与贲门失弛缓症、食管癌相鉴别,同时伴有其他部位的结缔组织性疾病是鉴别诊断的要点。

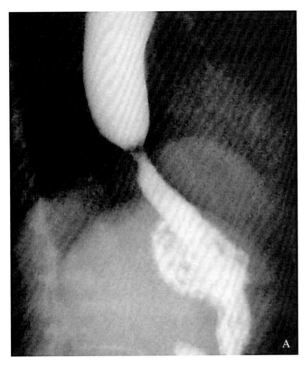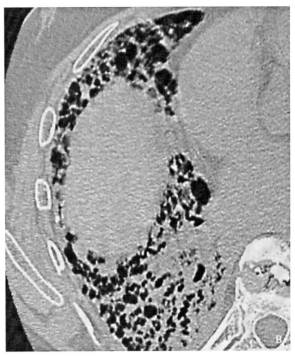

图11-1-1　系统性硬化症　A.食管蠕动收缩功能障碍,食管内对比剂长时间滞留、排空延迟,局部管腔狭窄。B.肺部结缔组织病变。

第二节　糖尿病食管

随着人民生活水平提高、人口老化、生活方式的改变,糖尿病目前已成为世界第三大非传染性疾病,其并发症涉及多系统多器官,严重危害身体健康降低生活质量。

上海交通大学医学院附属瑞金医院宁光教授与中国疾病预防控制中心赵文华带领的研究团队的最新研究显示,我国18岁及以上成人2015年样本中,根据国际最新临床诊断标准进行诊断的糖尿病估测患病率为11.6%。

糖尿病是由遗传和环境因素相互作用而引起的常见病,临床以高血糖为主要标志,常见症状有多饮、多尿、多食以及消瘦等。糖尿病可引起身体多系统的损害,引起胰岛素绝对或相对分泌不足以及靶组织细胞对胰岛素敏感性降低,引起蛋白质、脂肪、水和电解质等一系列代谢紊乱。血糖显著升高可以出现糖尿病酮症酸中毒、高渗性昏迷等急性并发症,久病还可引起血管与神经病变,从而造成心、脑、肾、眼、神经、皮肤等多脏器组织损害,影响患者的生活质量,甚至导致寿命减短,应积极预防和治疗。

一、病理和临床表现

糖尿病常常合并周围神经病变,累及食管运动异常者,称糖尿病食管炎。糖尿病引起的食管动力异常,主要发生于严重的糖尿病并发神经损害的患者。其原因尚不清楚。有学者认为,糖尿病食管病变有特色者为念珠菌性食管炎。多数食管功能异常的糖尿病患者没有临床症状。常见的症状为患者主诉烧心及上腹部不适,吞咽困难比较少见。对于有吞咽不畅的患

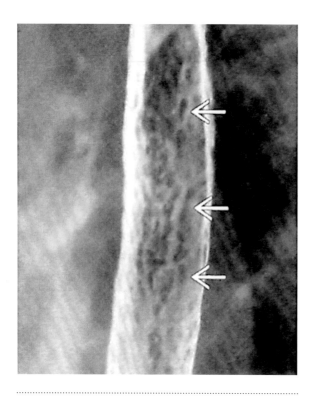

图11-2-1　**糖尿病伴念珠菌性食管炎**　食管钡剂检查见食管壁不规则增厚伴颗粒状充盈缺损(箭)。

者,要注意食管器质性病变或伴发念珠菌性食管炎的可能。

临床上可伴有或不伴有食管症状。糖尿病食管和胃肠运动障碍等可引起烧心、胸痛、液体或固体咽下困难、反酸、便秘、腹泻、腹痛、恶心、呕吐、吸收不良、肠胀气、暖气以及腹胀等。

二、影像学表现

对于糖尿病患者有烧心、胸痛、液体或固体咽下困难、反酸、便秘、腹泻、腹痛、恶心、呕吐、吸收不良、肠胀气、暖气以及腹胀等症状时,要考虑到糖尿病食管炎的可能。食管钡餐造影可以发现胃-食管反流、反流性食管炎等相应的影像学表现(详见第七章第一节),若发现食管壁增厚、呈不规则锯齿状改变、管壁见颗粒状充盈缺损等改变(图11-2-1),此时要做食管镜检查,并做咽和食管分泌物的霉菌培养,排除伴有念珠菌性食管炎。

(包宏伟　庄奇新)

食管病变的放射介入治疗

第一节 食管恶性肿瘤的放射介入治疗

一、食管恶性梗阻原因

食管癌出现症状、临床上发现时大多数已是中晚期，约60%～70%的患者已经失去手术根治机会。与其他恶性肿瘤不同，食管癌晚期患者随着肿瘤的增长，造成食管管腔狭窄甚至梗阻、吞咽困难而影响正常进食，不能经口进食导致严重的营养不良甚至恶病质，降低患者生存质量和生存期。近年来食管内支架置入术的广泛应用，明显改善了食管恶性梗阻患者的进食困难，保证营养正常摄入，提高患者的生存质量和生存期。

二、食管恶性梗阻的临床症状

（一）早期症状

早期症状不典型，常有唾液增多，吞咽不适症状，有时吞咽食物时有停滞感，症状发生常与患者情绪波动有关。① 约半数患者诉咽下食物时胸骨后有轻微疼痛或闷胀不适，食后疼痛减轻或消失，也有个别患者疼痛较重呈持续性，患者自觉疼痛部位与食管内病变不一致，多在吞食粗糙硬食、热食或具有刺激性食物时疼痛明显，进流食、温食时疼痛较轻；② 食管内异物感，患者感觉食管内有食物附着于食管壁，与进食无关，异物感的部位与食管病变部位一致；③ 咽喉干燥，约30%的患者诉咽喉部发紧，咽下食物不利或轻微疼痛，进食干燥或粗糙食物时尤为明显；④ 食物通过缓慢感及滞胀感，饮水也有相同感觉。此外，一些患者有

背沉、嗳气等症状。

（二）中、晚期症状

① 进行性吞咽困难：中晚期食管癌典型的症状，吞咽困难程度与病理类型有密切关系，缩窄型及髓质型严重。② 胸痛或胸背痛：中晚期食管癌常见症状之一，溃疡型及髓质型伴有溃疡者疼痛更为常见，疼痛为钝痛、隐痛或烧灼痛、刺痛，可伴沉重感，胸背痛往往是癌瘤外侵引起食管周围炎、纵隔炎，甚至累及邻近器官、神经及椎旁组织所致。③ 声音嘶哑：当肿瘤直接侵犯或转移灶压迫喉返神经时出现声带麻痹，导致声音嘶哑，一部分患者可因治疗有效声嘶好转。④ 呕血、黑便：癌组织坏死、溃破或侵及大血管引起呕血或者黑便，肿瘤侵及主动脉时可引起致命性大出血。⑤ 气管累及症状：压迫气管可致气急、干咳，如形成食管气管瘘则发生进食呛咳。

（三）终末期症状

肿瘤侵及食管外膜引起食管穿孔，出现食管-气管瘘，食管-纵隔瘘；肿瘤阻塞食管引起完全梗阻、脱水、电解质紊乱、恶病质。此外，还可以出现黄疸、腹水、肝功能异常、呼吸困难、咳嗽、头痛、昏迷等。

三、放射介入治疗

食管恶性肿瘤的治疗主要有手术和非手术治疗两大类，虽然手术治疗是食管恶性肿瘤治疗的首选，但食管恶性肿瘤确诊时仅有约25%的患者

能进行手术治疗。目前以手术为主的综合治疗，平均生存率约10个月；放化疗的效果存在不确定性因素，而且治疗后容易短期内复发。约80%以上食管癌患者存在吞咽困难，解决进食是治疗中晚期食管恶性肿瘤的当务之急，因此，开通食管梗阻、缓解吞咽困难的微创介入治疗技术成为中晚期食管恶性肿瘤的主要治疗手段。

中晚期食管恶性肿瘤的介入技术主要有：光动力治疗（photodynamic therapy，PDT）、激光治疗、电化学介入治疗、动脉灌注化疗、支架置入、球囊扩张成形术、射频治疗、^{125}I放射粒子治疗。其中内镜介入治疗主要有PDT、激光治疗、电化学介入治疗、支架置入、射频治疗、^{125}I放射粒子组织间置入治疗。放射介入治疗主要有动脉药物灌注化疗术、球囊扩张成形术、内支架置入术、^{125}I放射粒子支架置入术。

（一）动脉灌注化疗术

1. 适应证与禁忌证

适应证：① 食管恶性肿瘤手术前选择动脉灌注化疗结合放疗，为手术根治创造条件。② 不能或不愿手术者。③ 放疗与动脉灌注化疗交替姑息治疗提高疗效。④ 食管恶性肿瘤放疗期间反应严重者，中止放疗，行动脉灌注化疗。⑤ 双介入疗法，支架置入前后行动脉灌注化疗。

禁忌证：碘过敏者；恶病质或有心、肺、肝及肾功能严重障碍者；高热、感染迹象及白细胞计数低于$3×10^9$/L者；发生严重胸腔及全身多脏器转移者；严重出血倾向者；巨大癌性溃疡。

2. 术前准备　依靠食管造影或内镜明确诊断，内镜明确病理类型；选择CT、MRI、E-US及PET-CT等一种或多种影像学检查方法对肿瘤进行分期；向患者及家属介绍手术过程及本方法的远期疗效，答疑解惑，减少顾虑，配合手术，签订手术同意书。

对于食管狭窄严重或溃疡较深大者，先置入金属支架，3～4周后待支架稳定后再行动脉灌注化疗，既能迅速缓解症状，改善生活质量，又使穿孔等并发症的发生率大为降低。

增强机体抵抗力，前1天做好碘过敏试验，做

好穿刺部位备皮并按常规给予消炎、水化、利尿、保肝及对症治疗，术前6小时禁食，术前1小时口服甲氧氯普胺10 mg减少胃肠道反应。排空膀胱。

确定化疗用药方案：3联或4联用药，顺铂（CDDP）100～180 mg或者奥沙利铂50～100 mg，氟尿嘧啶（5-Fu）750～1 000 mg，丝裂霉素（MMC）10～20 mg，阿霉素（ADM）或表阿霉素（EPI）30～60 mg，羟基喜树碱300～400 mg。

3. 操作步骤　选择Seldinger技术股动脉穿刺，根据病变部位，选择靶血管范围包括：胸廓内动脉、支气管动脉、食管固有动脉及胃左动脉。根据血管选用相应的导丝导管，超选进入靶血管远段接近病灶处，水化化疗药物：每种化疗药物需用生理盐水或葡萄糖100～200 ml水化，缓慢推注（15～20 ml/min），避免高浓度及快速率导致药物逆流损伤非靶向血管（特别是脊髓动脉）。推注药物时与患者交流、了解有无不适，观察患者血压、心率、呼吸、氧分压等生命指征。药物推注完后，拔鞘、穿刺点加压包扎。术后穿刺点下肢制动6小时。

4. 注意事项

（1）由于供应食管的动脉较细且分布复杂，存在节段性、多源性动脉供血，要求操作者有熟练的操作技术，缩短操作时间、减少血管损伤。

（2）食管固有动脉起始平面多在T6～T8间，从胸主动脉左前壁、前正中壁至右后壁依次寻找。

（3）药物逆流会造成非靶器官误伤，如脊髓动脉损伤导致截瘫。导管要送到合适深度，注意给药速度，给药缓慢（15～20 ml/min），术后补液水化、抗炎。预防败血症的发生，严格无菌操作，术后常规静脉滴注抗生素3～5天。

（4）术后止吐，预防感染（抗生素5天），预防应激性溃疡，保护胃黏膜，避免血管神经损伤。活血化瘀药物及溶栓药物，利于正常组织修复。

（5）并发症及预防处理措施：① 坏死性食管炎是食管动脉灌注化疗的严重并发症，食管坏死常发生于靶血管区域正常食管壁，最早为术后2周，迟发为术后2个月；食管坏死形成溃疡极难治愈，易导

致死亡。注射药物是一定要稀释水化、缓慢注入。

② 脊髓损伤：食管中段病变的血供主要来自支气管–肋间动脉干，肋间动脉有脊髓分支，高渗透性离子对比剂进入肋间动脉脊髓分支或高浓度化疗药对脊髓的毒性作用均可对脊髓造成损伤；插管后动脉狭窄或合并血栓形成引起脊髓损伤缺血是另一因素。预防措施：选用非离子型等渗对比剂，将其浓度稀释为30%，流率1 ml/s；稀释化疗药，每种药物100～200 ml生理盐水稀释，缓慢推注：15～20 ml/min。有胸痛及肋间动脉显影，立即注入肝素生理盐水冲洗，防止脊髓动脉血栓形成；微导管超选，避开非靶血管。若出现脊髓损伤，用地塞米松，血管扩张剂如罂粟碱、丹参注射液以及脱水剂等减轻脊髓损伤程度。③ 食管穿孔出血：系肿瘤治疗后迅速缩小或组织坏死脱落，周围健康组织来不及修复所致。因此，免疫功能低下、年迈体弱，食管肿瘤明显外侵及溃疡较深有穿孔倾向患者，化疗药剂量不易过大，浓度不予过高，减少食管穿孔发生。④ 皮肤损伤：术后患者出现背部烧灼感，皮肤出现红斑，原因为支气管动脉及肋间动脉共干，对比剂注药时浓度过高或速度过快所致。

（二）球囊扩张成形术

1. 适应证与禁忌证

（1）适应证：无外科手术、放化疗指征；患者拒绝支架置入；肿瘤位置较高，无法行支架置入者等。

（2）禁忌证：患者体质较差，不能耐受手术或拒绝治疗；严重凝血功能障碍；严重肝肾功能衰竭；严重心脑血管及呼吸功能衰竭。

2. 术前准备　术前了解患者病史，复习影像学资料；向患者解释操作过程及配合要点，以取得患者合作；术前禁水12小时，术前15分钟肌内注射山莨菪碱10 mg、哌替啶50 mg。

器械准备：猎人头或单弯导管；0.35超滑导丝，开口器；260 cm超硬导丝；Y阀。

3. 操作步骤　患者口服利多卡因胶浆口咽部局部麻醉，除去义齿，置入开口器，在X线透视引导下将0.35超滑导丝进入食管病灶近端，然后经导丝进入导管，导管送入食管病变上端，退出导丝经导管推注含碘对比剂显示病灶全貌，定位病变上缘及下缘，测量病变长度；再次经导管进入导丝，尝试导丝进入胃腔，退出导丝，经导管推注含碘对比剂证实；260 cm超硬超长交换导丝交换，导丝前端至胃窦部。根据病变狭窄程度及长度选择合适的球囊导管，并沿导丝送至狭窄部位，调整球囊位置使球囊体部覆盖狭窄段，向球囊内缓慢注入含碘对比剂，间断充盈球囊至压迹消失，每次扩张3分钟，间隔3分钟，共2～3次，直至球囊容易扩张开为止，回抽球囊内对比剂，撤出球囊；经导丝进入导管于病变近端，再次造影，显示病变通畅情况，评估扩张效果。

4. 术后注意　术后立即口服对比剂，观察病变食管扩张情况；当天少量流质饮食，根据患者反应调整饮食。禁食含纤维较多地食物，定期随访。

5. 疗效评价

（1）完全或者部分有效：患者正常进食流质或者半流质。

（2）无效：患者进食流质困难。

球囊扩张成形技术成功率为90%以上，1周内临床成功率为85%～95%，1～2周后临床成功率约70%，2周后临床成功率约50%。1～2周短期疗效好，2周后疗效差，所以一般作为支架置入前的成形准备工作，很少单独使用。

第二节　食管恶性肿瘤的内支架治疗

自动膨胀金属支架（SEMS）的出现，极大地改善了支架放置的简易性，使支架治疗食管恶性肿瘤梗阻得以广泛应用，支架置入治疗食管恶性梗阻方便、安全、有效，且易为患者接收，并发症也较少。在 SEMS 放置前，通常需进行食管扩张，而放置后，支架逐渐膨胀，可减少支架相关的并发症。近年来随着支架技术和材料学的不断进展及相关基础研究的开展，^{125}I 粒子跟金属支架结合治疗食管恶性梗阻已初步应用于临床。目前食管恶性梗阻的内支架治疗有普通金属支架和放射性金属支架，普通金属支架分为可回收支架和永久支架。

一、普通金属支架置入术

（一）适应证与禁忌证

适应证：晚期食管恶性肿瘤狭窄无法进行手术治疗；食管恶性肿瘤合并食管气管瘘或食管纵隔瘘；食管恶性肿瘤术后瘢痕狭窄或食管恶性肿瘤术后复发。

禁忌证：患者严重心、肺疾病不能承受治疗或不能合作者；高位食管梗阻不能安装支架者。

（二）术前准备

患者准备：① 术前患者应常规做内镜及胃肠钡剂造影检查，了解狭窄病变的部位、长度、狭窄程度以及有无食管-气管瘘及食管-纵隔瘘；② 常规检查出凝血时间、血小板计数、凝血酶原时间；③ 术前加强营养，改善患者一般状况；④ 禁食 12 小时以上，向患者及家属交代术中可能出现的不适反应，取得患者的配合；⑤ 术前 15 分钟肌内注射地西泮（安定）5～10 mg，山莨菪碱（654-2）10 mg 及哌替啶（杜冷丁）50 mg；对青光眼、前列腺肥大、心动过速患者，不用解痉药更为安全；如果患者完全可以配合，可不同镇静剂，保持其在整个操作过程中处于清醒状态，有助于提高安全性；⑥ 准备凝血酶、去甲肾上腺素冰盐水或孟氏液等止血药用于局部喷洒止血。

器械准备：主要包括食管支架、支架置入系统、超滑导丝、超硬导丝、导引导管、扩张器。

（三）操作步骤

术前明确食管梗阻位置、长度、程度及有无瘘，术时咽部局部麻醉后，安放牙垫，在 X 线透视下借助导管造影送入导丝至胃内，跟进导管并拔

出导丝后注入对比剂证实导管在胃内，交换超硬导丝，退出导管，用扩张器或球囊导管对狭窄部位进行适当扩张。沿导丝置入支架及其输送释放系统，支架放于确定的留置部位，反复核准后，边释放边观察，将支架准确地放置于狭窄部，置入后口服少量对比剂观察支架开放食管通畅情况。术后观察 24 小时，注意生命体征、有无食管内出血，2～4 小时后可进食少量流食，2～3 天后复查，观察支架有无移位及脱落。

可回收支架置入术：缓慢释放支架后退出释放系统，收紧固定线，经鼻孔将超滑导丝送入口腔，利用卵圆钳夹住导丝，固定回收线于导丝上，回撤导丝将回收线从鼻孔拉出并将其固定于面颊部。2～3 周后通过回收线采用支架回收器将支架回收出食管。

永久支架置入术：特别需要强调的是支架要超过病灶上下端 20 cm。

（四）注意事项

1. 位置　食管上段放置支架、技术上很困难，因为支架靠近食管上括约肌，并且缺乏近端未受累的标记。胃-食管连接处放置支架应选用防反流支架。

2. 长度　为防止肿瘤向支架内部长入，支架需要在两端各超过狭窄至少 2.5 cm 的长度，对于两端没有外膜覆盖的支架，两端超出的长度应以外膜边缘来计算。

3. 食管扩张　当食管狭窄较严重时，支架放置前应先逐步扩张狭窄段，一般扩至 11 cm 左右，过大易导致支架移位，过小支架输送困难且不利支架张开。

4. 安放导丝　当食管严重狭窄或完全阻塞时，导丝可借助导管造影通过阻塞段；导丝远端应至少在狭窄部位 20 cm 以外，输送支架时固定好导丝，防止导丝脱出。

5. 支架的选择和放置　多选择覆膜支架，裸支架肿瘤容易长入支架内引起支架堵塞。支架置入的方式有 X 线监视、内镜直视以及两种方法结合，测量病变的长度、距门齿的距离并计算。

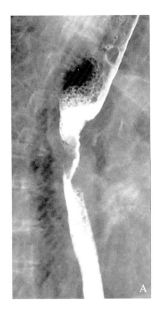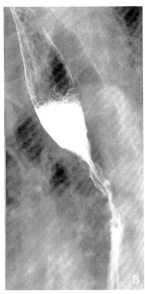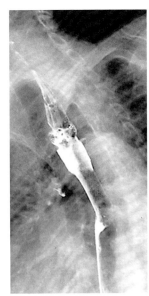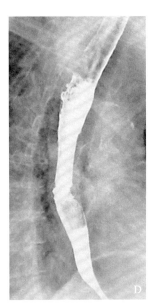

图12-2-1 73岁,男性,进行性吞咽困难4个月,钡剂检查证实食管中段恶性梗阻(A,B),接受食管支架植入治疗后梗阻段食管钡剂通过顺畅(C);术后3个月复查显示支架植入段食管通畅良好,未见支架腔内狭窄(D)。

6.放置后透视下造影 支架放置后常规造影,了解支架是否在位、有无移位,支架是否充分膨胀、支架通畅情况(图12-2-1)。

(五)并发症及预防处理措施

1.早期并发症 支架置入过程中并发症,包括麻醉相关的并发症,吸入性肺炎,支架移位和食管穿孔。近期可能出现出血、胸痛、气管受压,可出现呼吸困难甚至窒息。

2.晚期并发症 可有出血,瘘管形成,胃食管反流,支架移位、脱落、食物团堵塞支架、肿瘤长入支架致支架内梗阻。虽然大多数支架可回收,也可通过胃肠道,但在少数患者可出现因支架脱落引起的肠梗阻。

(1)穿孔:发生率虽低,但后果严重。扩张时要求术者掌握好扩张的力度及手法,治疗过程中应用内镜仔细观察可疑穿孔,在置入导丝时,要确定导丝是否通过食管狭窄口进入胃腔内。术后患者高热,血象升高;颈部皮下气肿(捻发征阳性)均应考虑穿孔,应尽量避免使用钡剂造影以防造成异物存留无法排出。

(2)出血:支架置入后局部少量出血,加用止血剂如三七、云南白药、止血药及黏膜保护剂即可;较大量活动性出血,需行血管栓塞止血。

(3)呼吸道感染:食物或黏液气管内吸入所致,应及时吸出口腔异物和液体。

(4)支架安装位置欠妥:应尽量避免,可镜下调整或取出重置。

(5)胃-食管反流:较常见,表现为反酸及胸骨后烧灼感。主要发生于食管下段及贲门部放置支架者,可致严重的反流性食管炎及并发出血。放置抗反流支架可减少此并发症。

(6)咽部异物感:见于支架上缘距门齿<18 cm时。

(7)疼痛:大部分患者支架置入后有疼痛感,多数为中度及轻度疼痛。随着黏膜保护剂的使用,疼痛可缓解、减少。

3.长期并发症

(1)支架移位及脱落:发生率在4%~14%,全覆膜食管支架放置后发生移位最多。向下移位至胃腔远多于向上移位,以再次发生吞咽困难为主要症状。导致支架移位的原因主要有:①病变口侧完全闭塞,无法判断狭窄长度而使选择支架长度不够(10 cm),以致支架远端超出狭窄长度不足1 cm,中心偏向口侧,瘤体压迫下移位;②支架选择直径过大或过小，长度过长或过短；③操作时术者在插入食管支架输送器到位后，释放支架时误将支架释放在胃内；④扩张力度过大，病变食管缺乏弹性，支架难以牢固固定而发生移位；⑤食管剧烈蠕动、食管下行的挤压、吞咽动作幅度过大而发生移位。主要表现为患者喉头异物感、窒息感或吞咽困难重新出现。可发生双向移位，脱落后应在内镜下取出，移位严重者应取出原支架，重新置入。支架脱落至胃腔大多数可经胃肠道排除，少数因支架嵌顿至肠梗阻者需手术取出。

（2）食物嵌入：进食大块食物或富含纤维食物后突发吞咽不畅，多见于食物过大嵌于支架上口，嵌顿于支架内少见。可内镜下钳出或捣碎食物，检查支架位置及腔有无狭窄。

（3）再狭窄：支架刺激所致食管黏膜上皮不断生长，可越过支架的近端或远端，造成食管再狭窄，而以向上生长超过支架近端较常见。也可通过支架网眼向腔内生长致狭窄，置放覆膜支架则可避免。发生再狭窄后可行探条扩张或气囊扩张治疗，也可内镜下予以微波或激光治疗，无效时可再置入一较细支架。

（六）疗效评价

食管恶性狭窄及梗阻的扩张均为姑息性治疗，扩张的主要目的是为了置放支架，同时配合放疗、化疗、激光及微波等治疗。在减轻食管恶性肿瘤所致吞咽困难方面，金属和塑料自膨式支架效果相当，但塑料支架的并发症显著高于金属支架，尤其是晚期支架移位。研究表明，手术切除的食管癌（不包括食管胃连接处恶性肿瘤）患者随机接收自膨式聚酯网状支架或金属支架置入，两组支架置入成功率、1周后吞咽困难改善1级以上比例无差异性；置入后因肿瘤生长、支架移位、增生性肉芽肿反应或食管团嵌塞而复发吞咽困难的比例、中位生存期无显著性差异。主要并发症发生率有显著差异。

徐美东等研究覆膜自膨食管支架姑息治疗中晚期食管癌的临床效果，技术成功率100%，支架置入后有效缓解患者进食困难症状，2周后进食困难分级评分平均从3.17降至1.0。全部患者的摄食能力及生活质量均明显改善。术后平均生存期8.2个月。结果证明覆膜金属支架置入操作简便、安全、有效。对提高患者生活质量、延长生存期是一种好的治疗方法，是姑息性治疗中晚期食管恶性肿瘤的一种有效方法。

食管入口恶性肿瘤的晚期，由于它侵犯了相邻近的器官和组织，如气管、颈段食管、下咽、喉和甲状腺等，病人通常已经不能进食、呼吸困难、非常痛苦，又不能手术治疗。食管支架和气管支架往往可以解决病人的进食和呼吸困难，大大地改善了生活质量，延长了生命（图12-2-2）。

患者的教育及依从性很重要，术后尽量避免进食大的食物团及高纤维食物避免堵塞支架，支架再狭窄，可再行支架植入或激光或光动力学治疗。

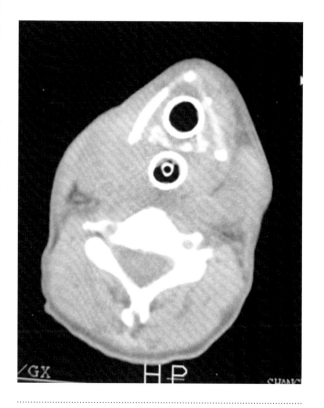

图12-2-2　食管入口癌晚期　食管入口支架、气管支架置入后上颈部CT平扫见食管入口区软组织肿块，向四周侵犯。气管声门区见金属支架、食管入口区见金属支架（食管支架内为胃管）。

二、放射性粒子支架置入术

放射性粒子支架置入技术是一项治疗食管恶性梗阻的新型技术,粒子支架可以达到杀灭残存肿瘤、抑制肿瘤生长,防止食管再次阻塞的目的。它使食管恶性肿瘤患者在治疗后的相对长一段时间内,保持食管通畅的同时杀灭肿瘤细胞,进而延长了食管通畅的时间,延长患者生存期及保障生活质量。放置粒子支架后,患者无需放疗,节省部分费用。

（一）适应证与禁忌证

适应证:晚期食管恶性肿瘤,缩窄型最为适宜,溃疡型慎用;食管恶性肿瘤术后复发;吞咽困难 Ⅱ ～ Ⅳ 度;肿瘤位于贲门 3 cm 以上,第一胸椎以下;病变长度 <10 cm;预计生存期 >3 个月者。

禁忌证:恶病质、脱水及电解质紊乱;严重心、肺疾病,无法配合或不能耐受手术;全身转移。

（二）术前准备

1. 患者准备　检查血常规、血型、凝血状态、心电图、胸片、胃镜及消化道钡餐检查了解病变部位、形态、长度及狭窄程度。

2. 粒子支架制备　① 支架主体:覆膜镍钛记忆合金作。② 支架形态:单、双喇叭口、蘑菇头或防反流支架。^{125}I 粒子的装载:支架外挂硅胶管状粒子仓,长度 4.7 mm,可以为环周形,也可以为螺旋形;^{125}I 粒子的活度 0.5 ～ 0.8 mCi,根据巴黎系统原则粒子间距和排间距为 1.0 ～ 1.5 cm。③ 照射剂量:食管恶性肿瘤根治性治疗常用 6 ～ 7 周 60 ～ 70 Gy。按照近距离治疗"靶区高剂量,周围低剂量"的特点,粒子支架治疗的处方剂量为 90 Gy。④ 计算粒子数:根据病变长度预定 ^{125}I 粒子自膨式支架(支架长度按肿瘤的长度外放 2 cm)。先确定安装粒子的层数,一般 1.5 cm 长度安装一层,如病变长度 5 cm,则安装 4 层粒子(两端各一层,中间等距离两层),保证粒子均衡覆盖病灶。每层 4 颗粒子,以 90° 间隔在一平面上

安放,2 层之间的 4 颗粒子位置相互交错。

其他器械:萨氏扩张器、金属导丝和支架输送释放器;影像快速定位标尺。

（三）操作步骤

以内镜和钡剂造影结果测量肿物长度并在体表用影像快速定位尺标记;根据病变处食管腔的直径,如需扩张后安装支架,则用 Savary 探条先行扩张。患者口咽局部麻醉后在 X 线透视下,也可在内镜直视下将金属导丝通过狭窄段食管,引导萨氏控制器直径由小到大依次扩张狭窄部位至直径 11 mm 为止(扩张器大小依次为 5 mm、7 mm、11 mm、13 mm)。然后应用支架释放器将支架放入食管预定部位。术后即行对比剂造影显示支架位置、通畅情况。

（四）注意事项

对于大多数患者在 X 线透视下,使用萨氏扩张器引导导丝通过狭窄段并依次扩张,可顺利完成支架置入。对严重狭窄或完全梗阻患者,导丝不能通过狭窄部位时,改用内镜直视下将导丝通过狭窄处然后完成支架置入,两者可相互补充。置入支架如出现位置偏移,可在内镜下取出,再次置入,直到支架位置正确,粒子定位准确,梗阻解除。

（五）并发症及预防处理措施

与普通支架类似。支架置入后可发生出血、移位、变形、穿孔、再次狭窄等。术中可造成食管壁撕裂损伤导致穿孔,原因是贲门病变累及腹段食管,扩张器与病变成角,导致贲门或胃壁撕裂。因此在操作遇到较大阻力时,应轻柔、耐心并不断旋转扩张器方向,切忌暴力通过。术后并发消化道出血,主要是扩张致肿瘤组织内小血管损伤,出血量少,1 ～ 2 天内能自行停止。发生大出血则考虑支架对肿瘤压迫导致肿瘤组织坏死,管壁内供血血管损伤;肿瘤生长过程中侵蚀较大血管,导致血管破裂大出血;置入粒子支架过程中造成肿瘤组织坏死也可能是因素之一。

（六）疗效评价

食管恶性肿瘤梗阻患者,粒子自膨式支架能

明显改善吞咽困难症状,同时对肿瘤进行一定时间内放疗,明显延长患者生存期及提高生活质量。置入粒子覆膜支架较单存覆膜支架能减少食管肉芽肿、肿瘤复发。经过胃镜术后复查,病变部位未检出癌细胞。短期疗效证明,内放疗支架治疗中晚期食管恶性肿瘤短期效果显著、对周围重要脏器功能无明显影响,对正常组织损伤轻微,能够有效改善晚期恶性肿瘤患者生活质量,值得进一步研究观察。

目前还存在一些问题:临床上使用的粒子填装方式不方便;需要研发食管癌专用支架输送系统;新型食管粒子支架不能有效降低支架置入后再狭窄,尤其是支架上缘的良性增生性狭窄,有待进行大样本、多中心的临床试验(图12-2-3)。

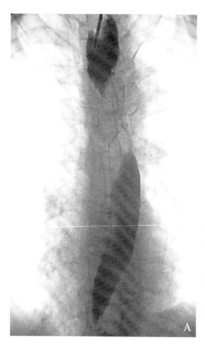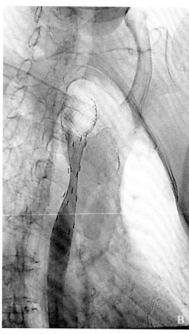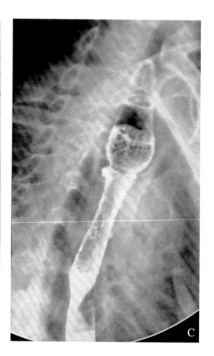

图12-2-3　68岁,女性,进行性吞咽困难3个月　造影证实食管中上段恶性梗阻(A),接受^{125}I放射性粒子捆绑食管支架植入治疗后,即刻梗阻段食管对比剂通过顺畅(B);术后1个月钡剂造影复查显示支架内通畅良好,未见腔内狭窄(C)。

第三节　贲门失弛缓症的内支架治疗

贲门失弛缓症是食管动力障碍性疾病,是指吞咽后食管体部无蠕动、贲门括约肌弛缓不良的一种疾病。病因迄今不明,一般认为,本病属神经源性疾病。病变可见食管壁内迷走神经及其背核和食管壁肌间神经丛(LES)内神经节细胞减少,甚至完全缺如,但LES内的减少比食管体部要轻。有人测得在本病患者LES内的血管活性肠肽(VIP)为(8.5±3.6)mol/g,明显低于正常人(95.6±28.6)mol/g。VIP具有抑制静息状态下LES张力的作用。LES内VIP的明显减少,因LES失去抑制作用而张力增高,从而引起失弛缓症。

一、临床症状

临床主要表现为无痛性吞咽困难、胸背后疼痛、食物反流和气管吸入等症状,可伴有体重下降甚至出现营养不良,严重影响患者的生活质量。

常见于20～40岁。

1. 吞咽困难　无痛性咽下困难是本病最常见最早出现的症状，占80%～95%。起病多缓慢，也可较急，初期可轻微，仅在餐后有饱胀感。吞咽困难呈间歇性发作，常可由于情绪波动、发怒、忧虑、惊骇或进食过冷或辛辣等刺激食物而诱发。

2. 疼痛　占40%～90%，性质不一，可为胸闷、烧灼、针刺痛、切割痛或锥痛。疼痛发作有时酷似心绞痛，甚至舌下含服硝酸甘油后可获缓解。疼痛部位多在胸骨后及中上腹，也可在胸背部、右侧胸部、右胸骨缘以及左季肋部。疼痛发生的机制可由于食管平滑肌强烈收缩，或食物滞留性食管炎所致。随着咽下困难的逐渐加剧，梗阻以上食管的进一步扩张，疼痛反可逐渐减轻。

3. 食物反流　发生率可达60%～90%，从食管反流出来的内容物因未进入过胃腔，故无胃内呕吐物的特点，但可混有大量黏液和唾液。

4. 体重减轻　主要由于咽下困难影响食物的摄取有关。病程长久者可有体重减轻、营养不良和维生素缺乏等表现，呈恶病质者罕见。

5. 出血和贫血　病人常有贫血，部分为食管炎所致的出血。

6. 其他症状　由于食管下端括约肌张力增高，患者很少发生呃逆，乃为本病的重要特征。对于病程较久的患者，极度扩张的食管可压迫胸腔内器官而产生干咳、气急、发绀、声音嘶哑等。

二、介入治疗方法

1. 贲门扩张术　通过机械方法是部分LES肌纤维断裂，降低LESP，缓解梗阻症状。方法有：内镜镜身扩张术，内镜下导入三腔二囊管扩张术，Savary-Gilliard扩张器扩张术，球囊扩张术，软型食管扩张器扩张术。

2. 内镜下注射A型肉毒素

3. 内镜下微波治疗　利用微波作用破坏部分LES使之松弛达到治疗的目的。

4. 硬化剂治疗　内镜下乙醇胺LES局部注射治疗。

5. 食管内支架置入术　外科方法有：胸腹腔镜治疗（Heller手术）和经口内镜下肌切开术（POEM）。

与外科手术和内镜下介入治疗相比，透视下球囊扩张治疗贲门失弛缓症更加可行、有效和微创，并发症发生率更低，临床效果更可靠，故此球囊扩张通常作为治疗贲门失弛缓症的首选疗法。球囊扩张有如下缺陷：① 球囊扩张过程仅数分钟，LES撕裂不充分，扩张后短期内易于回缩。② 扩张时LES撕裂压力极高，造成撕裂不均匀和不对称，可造成瘢痕组织过度增生和贲门再狭窄。贲门狭窄紧缩，小球囊不能充分撕裂，大球囊可增加食管破裂、出血和胸痛等并发症的发生，且复发率会更高。鉴于上述原因，暂时性支架置入成为一种治疗贲门失弛缓症的有效方法。

三、暂时性自膨支架置入治疗

（一）适应证与禁忌证

适应证：确诊为贲门失弛缓症；钡剂检查；食管测压；内镜排除胃食管结合部肿瘤（假性贲门失弛缓症）。球囊扩张治疗效果不明显或疗效不持久，且不愿接受手术治疗者或术后复发者。

禁忌证：患者严重心、肺疾病不能承受治疗或不能合作。

（二）术前准备

1. 患者准备　同食管恶性梗阻普通金属支架治疗。

2. 器械准备　主要包括暂时性自膨支架、支架置入系统、超滑导丝、超硬导丝、导引导管、扩张器。暂时性自膨支架：镍钛合金自膨胀、30 mm支架的管状结构，头尾部分别为35 mm直径的鼓形或喇叭形结构，鼓形头端及支架体部外覆硅胶膜，支架完全释放后长度为80 mm，支架体部和尾部喇叭口连接处置抗反流瓣膜（三瓣结构），支架丝经抗酸和抗腐蚀涂层处理，支架经8 mm（24F）输送系统释放，整体不透X线，有助于透视下定位。

（三）操作步骤

1. 支架置入　术前明确贲门失弛缓症长度、程度,术时咽部局部麻醉后,安放牙垫,在X线透视下借助导管造影送入导丝至胃内,跟进导管并拔出导丝后注入对比剂证实导管在胃内,交换超硬导丝,退出导管,支架输送系统沿导丝通过贲门。待骨性标志准确定位后则后撤外套管释放支架。支架完全释放后,需重复行钡餐检查观察支架膨胀程度和排除食管穿孔。术后观察24小时,注意生命体征、有无食管内出血,2～4小时后可进食少量流食,2～3天后复查,观察支架有无移位及脱落。

2. 支架取出　通常在术后3～7天经内镜取出。首先,内镜下观察有无支架移位,然后将500～1000 ml冰生理盐水经活检孔注入以减少出血;待摘除器松动支架和周围增生组织后,收缩支架头部回收支架;最后,将内镜再次插入观察有无黏膜撕裂和食管穿孔等并发症。

（四）注意事项

1. 安放和通过导丝　当严重狭窄或完全阻塞时,导丝可借助导管造影通过阻塞段,不可硬过,否则易导致穿孔;导丝远端应至少在狭窄部位20 cm以外,输送支架时固定好导丝,防止导丝脱出。

2. 放置后透视下造影　支架放置后常规造影,了解支架是否在位、有无移位,支架通畅情况。

（五）并发症及预防处理措施

1. 支架置入过程中并发症　麻醉相关的并发症,吸入性肺炎,支架移位和食管穿孔。

2. 穿孔　发生率虽低,但后果严重。治疗过程中应用内镜仔细观察可疑穿孔,在置入导丝时,要确定导丝是否通过狭窄口进入胃腔内。术后患者高热,血象升高;颈部皮下气肿（捻发征阳性）均应考虑穿孔,应尽量避免使用钡剂造影以防造成异物存留无法排出。

3. 出血　支架置入后局部少量出血,加用止血剂如三七、云南白药、止血药及黏膜保护剂即可;较大量活动性出血,需行血管栓塞止血。

4. 呼吸道感染　食物或黏液气管内吸入所致,应及时吸出口腔异物和液体。

5. 支架安装位置欠妥　应尽量避免,可镜下调整或取出重置。

6. 疼痛　大部分患者支架置入后有疼痛感,多数为中度及轻度疼痛。随着黏膜保护剂的使用,疼痛可缓解、减少。

（六）疗效评价

与球囊扩张术相比,暂时性支架置入是一种治疗贲门失弛缓症更有效的方法,支架扩张力较球囊更加均匀和持久,造成食管下括约肌撕裂更加彻底,导致瘢痕修复更加轻微,获得更好地临床疗效和更低的复发率（图12-3-1～3）。

患者的教育及依从性很重要,术后尽量避免进食大的食物团及高纤维食物,避免堵塞支架。

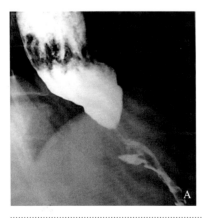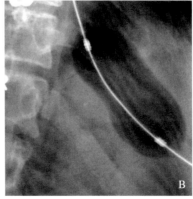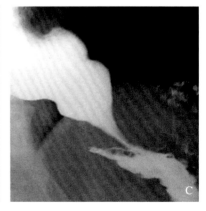

图12-3-1　46岁,女性,有进行性吞咽困难17年　钡剂检查证实贲门失弛缓症（A）,接受30 mm球囊扩张治疗（B）,术后复查显示钡剂顺利通过贲门进入胃腔（C）。

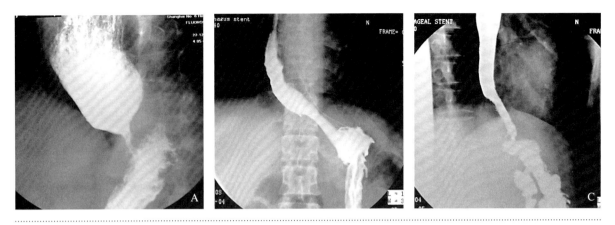

图12-3-2 48岁,男性,有进行性吞咽困难20年 钡剂检查证实贲门失弛缓症(A),接受30 mm暂时性支架植入治疗(B),支架取出后钡剂检查(C)显示钡剂顺利通过贲门进入胃腔。

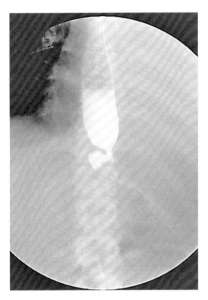

图12-3-3 胃切除术后,贲门狭窄,经支架置入后,症状明显改善。

(朱悦奇 程英升 庄奇新)

参考文献

［1］ 刘菲菲, 许永波, 杨智, 等. 超声对咽食管憩室的诊断价值［J］. 中国超声医学杂志, 2015, 31(11): 968-9703.

［2］ 景江新, 陈胜国, 张爱红. 不同类型咽部憩室超声特征分析［J］. 中华医学超声杂志(电子版), 2016, 13(1): 36-38.

［3］ 蔡爱群, 陈俊伟, 陈雪吟, 等. 食管憩室并食管及贲门癌的X线诊断价值［J］. 放射学实践, 2009, 24(10): 1096-1098.

［4］ 龚太乾, 王如文, 蒋耀光, 等. 中段食管憩室合并食管支气管瘘长期误诊1例［J］. 中华胸心血管外科杂志, 2004, 20(6): 365.

［5］ 谭郁林, 张乃鑫. 外科诊断病理学. 天津: 天津科学技术出版社, 2000: 464.

［6］ 韩春宏, 姚伟根, 张建丰, 等. MSCT门静脉造影和内镜对食管静脉曲张分级的对照研究［J］. 放射学实践, 2013, 28(2): 177-180.

［7］ 李伟. 多层螺旋CT门静脉成像评估肝硬化食管静脉曲张出血风险［J］. 胃肠病学和肝病学杂志, 2013, 22(12): 1262-1266.

［8］ 张嘉瑜, 刘龙平, 王成林. 肝硬化门静脉高压侧支血管开放的影像学特征及临床意义［J］. 中国CT和MRI杂志, 2016, 14(1): 77-80, 122.

［9］ 梁波, 杨泽云. 食管乳头状瘤31例临床分析［J］. 华夏医学, 2006, 19(4): 675-676.

［10］ 杜国莲, 唐学清, 朱本贵. 食管乳头状瘤研究分析［J］. 中国内镜杂志, 2005, 11(2): 116-118.

［11］ 陈星荣, 陈九如主编. 消化系统影像学［M］. 上海: 上海科学技术出版社, 2010: 64-69.

［12］ 李建东, 李增山, 赵法云, 等. 食管血管瘤内镜及临床分析［J］. 中华消化内镜杂志, 2001, 18(5): 266.

［13］ 郑玉霞, 董征学, 唐建军. 食管海绵状血管瘤一例［J］. 中华放射学杂志, 2005, 39(9): 1005-1006.

［14］ 李颢, 李会庆. 食管癌的流行病学研究进展. 中华胃肠外科杂志［J］. 2009, 12(1): 96-98.

［15］ 吴在德, 吴肇汉. 《外科学》［M］. 6版. 北京: 人民卫生出版社, 2004: 368-372.

［16］ 高峰. 食管癌研究现状综述［J］. 蚌埠医学院学报, 2010, 35(6): 645-648.

［17］ 曹邦伟, 于晶琳, 荷欢, 等. 中国人群中HPV感染与食管癌发生关联的Meta分析［J］. 首都医科大学学报, 2010, 31(2): 258-263.

［18］ 陈星荣, 陈九如. 消化系统影像学［M］. 上海: 上海科学技术出版社, 2010: 64-69.

［19］ 许茜, 宋长亮, 刘志坤, 等. CT对食管癌不同区域淋巴结转移诊断效能的评价［J］. 实用放射学杂志, 2011, 27(8): 1154-1156.

［20］ 邵华飞, 屈东, 王铸. 多层螺旋CT多平面重建对径线较小的食管癌淋巴结转移的诊断价值［J］. 癌症进展, 2014, 12(3): 179-183.

［21］ 侯英勇, 王坚, 朱雄增, 等. 食管间质瘤与平滑肌肿瘤对照性研究［J］. 中华病理学杂志, 2002, 31(2): 116-118.

［22］ 张旭, 戎铁华, 傅剑华, 等. 食管平滑肌肉瘤的诊断与治疗［J］. 中国肿瘤临床与康复, 2005, 12(5): 452-454.

［23］ 任犹骏, 王虹, 阮立三. 食管平滑肌肉瘤7例报告［J］. 中华胸心血管外科杂志, 1990, 6: 90-92.

［24］ 谢自宏, 尤金强, 李瑞英. 3例原发性食管恶性淋巴瘤临床分析［J］. 中国肿瘤临床. 2005, 32(10): 594-595.

［25］ 王孝廉. 食管黏膜相关淋巴组织淋巴瘤三例临床分析［J］. 山西医药杂志, 2011, 40(8): 789-790.

［26］ 姜璐, 赵维莅, 陈赛娟. 结外鼻型NK/T细胞淋巴瘤研究进展［J］. 诊断理论与实践, 2012, (11)2: 191-194.

［27］ 张亚飞, 王鹏, 房殿春. Barrett食管相关腺癌的组织病理学诊断［J］. 重庆医学, 2011, 40(10): 1031-1033.

［28］ 朱文亮, 赵学科, 韩晶晶, 等. 食管癌高低发区30年间(1981—2010)原发性食管腺癌临床病理特征和家族史变化分析［J］. 河南大学学报(医学版), 2012, 31(3): 382-385.

［29］ 郭志锐. 7例食管硬皮病的X线钡剂造影表现分析［J］. 现代医用影像学,2015,24（5）：762-763.

［30］ 付海波. 食管硬皮病的X线钡剂造影表现［J］. 中国临床实用医学,2010,11（4）：183-184.

［31］ 王亚丽,郭刚,周存河,等. 系统性硬皮病的食管动力学改变影像研究［J］. 放射学实践,2006,21（3）：255-258.

［32］ 庄奇新,杨世埙,尚克中,等. 咽部正常形态和结构性病变的MRI观察［J］. 中国医学计算机成像杂志,1995,2：87-90.

［33］ 庄奇新,尚克中,严信华. 正常吞咽和吞咽困难的X线录像研究,中华放射学杂志,1994,28：552-553.

［34］ 庄奇新,杨世埙,尚克中,等. 口咽部病变的MRI诊断和评价［J］. 中华放射学杂志,1998,32：154-157.

［35］ 庄奇新,顾一峰,王皖,等. 肿瘤侵犯食管入口的影像学表现［J］. 中华放射学杂志,2001,35：111-113.

［36］ 叶非常,汪银凤,宋吕伟. 下咽、颈段食管恶性肿瘤诊断及治疗［J］. 耳鼻咽喉-头颈外科,1994,1：116.

［37］ 庄奇新,杨世埙,严信华,等。喉癌及其侵及范围的MRI观察［J］. 中华放射学杂志,1997,31：263-265.

［38］ 罗德红,石木兰,罗斗强. 甲状腺癌的CT诊断［J］. 中华放射学杂志,1998,32：758-760.

［39］ 庄奇新,王皖,顾一峰,等. 甲状腺癌的CT和MRI诊断［J］. 中国医学计算机成像杂志,2000,6：386-388.

［40］ 庄奇新,李明华. 舌骨下颈部影像学. 上海：上海科学技术出版社,2010.

［41］ 尚克中,程英升. 吞咽障碍诊疗学. 北京：人民卫生出版社,2005.

［42］ 毛东良,田浩. 单纯球囊扩张治疗食管良性狭窄的体会［J］. 中国实用医药,2010,5（34）：39-40.

［43］ 陈家焱,于江,周亚军,等. 食管球囊扩张术治疗食管癌术后吻合口狭窄效果分析［J］. 当代医学,2015,21（21）：89-90.

［44］ 徐美东,姚礼庆,钟芸诗,等. 覆膜金属支架治疗晚期食管癌的临床价值［J］. 中国临床医学,2006,13（6）：929-931.

［45］ 李烽,程英升. 支架成形术在食管良恶性狭窄中的应用进展［J］. 世界华人消化杂志,2008,16（25）：2841-2847.

［46］ 郭金和,滕皋军,何仕诚,等. 食管内照射支架的研制及临床应用的初步结果［J］. 中华放射学杂志,2004,38（6）：916-920.

［47］ 赵鹏,崔红凯,杨瑞民,等. 放射性 125 I 粒子支架治疗中、晚期食管癌的疗效观察［J］. 介入放射学杂志,2011,20（6）：448-451.

［48］ 罗和生,刘晓波,童强. 碘125粒子支架与普通覆膜支架治疗中晚期食管癌疗效比较的Meta分析［J］. 临床消化病杂志,2011,23（2）：67-70.

［49］ 林蕾,王俊杰. 125I放射性粒子支架治疗食管癌进展［J］. 癌症进展,2013,11（1）：41-43.

［50］ 程英升,李明华,杨仁杰,等. 贲门失迟缓症的四种介入治疗成形术的选择和中远期疗效比较［J］. 介入放射学杂志,2006,15（7）：413-417.

［51］ 朱悦琦,程英升,李明华,等. 暂时性贲门支架置入与球囊扩张治疗贲门失弛缓症患者的比较研究［J］. 介入放射学杂志,2011,20（9）：700-705.

［52］ 尚克中,陈九如. 胃肠道造影原理与诊断. 上海：上海科学技术出版社,1995

［53］ 李文华,杨仁杰,王现亮. 食管影像学·2版. 北京：人民卫生出版社,2013

［54］ 尚克中,过美娟,侯永健,等. 胃-食管反流检查方法的研究（X线检查与核素闪烁显像法的比较）［J］. 中华放射学杂志,1986,20：340-343.

［55］ 陈九如,陆军,杨庆康. 食-管胃连接（贲门区）的双对比检查［J］. 临床放射学杂志,1988,7：125-128.

［56］ 余小多,赵心明,周纯武. 重度反流性食管炎的X线造影表现特点［J］. 中国医学影像技术,2006,22：1334-1336.

［57］ 李文华,曹庆选. Barrett食管及相关并发症的X线探讨［J］. 中国中西医结合影像学,2006,4：28-31.

［58］ 郭景岳. 胃肠道克隆氏病X线诊断问题［J］. 临床放射学杂志,1984,3：71-74.

［59］ 倪希和,陈正挺,陈益光,等. 食管克隆氏病一例报告［J］. 临床放射学杂志,1988,7：25-27.

［60］ 陈焰,宋震亚,唐训球,等. 食管测压在贲门失弛缓症诊治中的应用及评价［J］. 中国实用内科杂志,2004,24（4）：229-230.

［61］ 王振常,鲜军舫,兰宝森. 中华医学影像,头颈部卷·2版. 北京：人民卫生出版社,2011：290-331.

［62］ Nuño-Guzmán CM, García-Carrasco D, Haro M, et al. Zenker's Diverticulum: Diagnostic Approach and Surgical Management［J］. Case Rep Gastroenterol, 2014, 8: 346-352.

［63］ Levine MS. Pharyngeal and Esophageal Diverticula. In: Levy AD, Mortele KJ, Yeh BM, eds. Gastrointestinal Imaging［M］. New York, Pa: Oxford University Press, 2015: 16-20.

［64］ Ji Hoon Park. Esophageal Diverticulum. In: Choi BI, eds. Radiology Illustrated Gastrointestinal Tract［M］. Pa: Berlin Heidelberg, 2015: 4.

［65］ Muttikkal TJE, Shami VM, Jones DR, et al. FDG

Positron Emission Tomography and Computer Tomography Demonstration of Carcinoma Arising in a Epiphrenic Diverticulum. Radiology Case, 2014, 8(11): 42-46.

[66] Marrero FJ and Achkar E. Esophageal Diverticula. In: Richter JE, Castell DO. The Esophagus. 5thed [M]. London, Pa: Blackwell Publishing Ltd. 2012: 351-366.

[67] Willmann J K, Weishaupt D, Böhm T, et al. Detection of submucosal gastric fundal varices with multi-detector row CT angiography[J]. Gut, 2003, 52: 886-892.

[68] Zdenek K, Vladimtr P, Markela H, et al. Partial laparoscopic resection of inflamed mediastinal esophageal duplication cyst[J]. Surg Laparosc Endosc Percutan Tech, 2007, 17(4): 311-312.

[69] Ferrante M, Khan A, Fan C, et al. Schwannoma of the cervical esophagus[J]. Rare Tumors, 2014, (6)2: 5361.

[70] Adler RH, Carberry DM, Ross CA. Papilloma of the esophagus: associatioon with hiatal hernia[J]. J Thorac Surg, 1959, 37(5): 625-635.

[71] Donnellan F, Walker B, Enns R. Esophageal papillomatosis complicated by squamous cell carcinoma[J]. Endoscopy, 2012(44)Suppl 2 UCTN: E110-111.

[72] Kawaura Y. Squamous cell papilloma of the esophagus: report of 17 cases and review of the literature[J]. Esophagus, 2005, 29(3): 161-164.

[73] Chaterlin, CL, Fissore A. Schwanomedegenere de l'esophage[J]. Confront RadioAnat Clin, 1967, 7: 114.

[74] Mishra B, Madhusudhan K, Seetharama K, et al. Malignant Schwannoma of the Esophagus: A Rare Case Report[J]. Korean J Thorac Cardiovasc Surg, 2016, (49)1: 63-66.

[75] Levy Angela D, Quiles Ana M, Miettinen Markku, et al. Gastrointestinal schwannomas: CT features with clinicopathologic correlation[J]. AJR Am J Roentgenol, 2005, (184)03: 797-802.

[76] Vinhais S N Cabrera R A Nobre-Leitão C. Schwannoma of the esophagus: computed tomography and endosonographic findings of a special type of schwannoma[J]. Acta Radiol (if : 2. 009), 2004(45)07: 718-720.

[77] Miettinen M, Lasota J. Gastrointestinal stromal tumors definition, clinical, histological, immunohistochemical, and molecular genetic features and differential diagnosis[J]. Virchows Arch, 2001, (438)01: 1-12.

[78] International Agency for Research on Cancer. GLOBOCAN2008[R/OL]. [2011-11-28]. http: // globocan. iarc. fr/.

[79] Merry AH, Schouten LJ, Goldbohm RA, et al. Body mass index, height and risk of adenocarcinoma of the oesophagus and gastric cardia: a prospective cohort study[J]. Gut, 2007, 56: 1503-1511.

[80] Heeren PA, van Westreenen HL, Geeraing GJ, et al. Influence of tumor characteristics on the accuracy of endoscopic ultraaonogmphy in staging cancer of the esophagus and esophagogastrie junction[J]. Endosc, 2004, 36(11): 966-971.

[81] Jaffe E S, Nicolae A, Pittaluga S. Peripheral T-cell and NK-cell lymphomas in the WHO classification: pearls and pitfalls[J]. Mod Pathol, 2013, 26(suppl 1): S71-77.

[82] Miyazaki Tatsuya, Kato Hiroyuki, Masuda Norihiro, et al. Mucosa-associated lymphoid tissue lymphoma of the esophagus: case report and review of the literature [J]. Hepato-gastroenterology, 2004, 51(57): 750-753.

[83] Ruiz-C E. Lacasa P N. Salmerón R A. MALT-type primary lymphoma of the esophagus: imaging findings[J]. Radiologia, 2008, (50)4: 327-330.

[84] Rastogi A, Puli S, El-Serag HB, Bansal A, et al. Incidence of esophageal adenocarcinoma in patients with Barrett's esophagus and high-grade dysplasia: a meta-analysis[J]. Gastrointestinal Endoscopy, 2008, 67(3): 394-398.

[85] Robertson EV, Derakhshan MH, Wirz AA, et al. Central obesity in asymptomatic volunteers is associated with increased intrasphincteric Acid reflux and lengthening of the cardiac mucosa[J]. Gastroenterology (if : 18. 187), 2013, 145(4): 730-739.

[86] Ruol A. Parenti A, Zaninotto G, Merigliano S, et al. Intestinal metaplasia is the probable common precursor of adenocarcinoma in barrett esophagus and adenocarcinoma of the gastric cardia [J]. Cancer (if : 5. 649), 2000, 88(11): 2520-2528.

[87] Airò Paolo Della Casa Domenico Danieli Elisabetta, et al. Oesophageal manometry in early and definite

systemic sclerosis[J]. Clin Rheumatol, 2005, (24)4: 370-376.

[88] Lang I M, Shaker R. Anatomy and physiology of upper esophageal sphincter[J]. Am J Med, 1997, 103: 50-55.

[89] Patti MG, Gantert W, Way Lw. Surgery of the esophagus. Anatomy and physiology[J]. Surg Clin North Am, 1997, 77: 959-970.

[90] Kelly JH, Kunol RW. Myology of the pharyngoesophageal segment: gross anatomic and histologic characteristics[J]. Laryhgoscopc, 1996, 106: 713-720.

[91] Ott DJ. Motility disorder of the esophagus[J]. Radiol cline North Am, 1994, 32: 1117-1133.

[92] Dodds WJ, Kahrilas PJ, Dent J. Consideration about pharyngealmonometry[J]. Dysphagia, 1987, 1: 209-214.

[93] Cheng YS, Li MH, Chen WX, et al. Temporary partially-covered metal stent insertion in benign esophageal stricture[J]. World J Gastroentrol, 2003, 9: 2359-2361.

[94] Cheng YS, Li MH, Chen WX, et al. Selection and evoluation of three interventional procedures for achalasia based on long-term follow-up[J]. World J Gastroentrol, 2003, 9: 2370-2373.

[95] Soll AH, Fass R. Gastroesophageal reflux disease: Presentation and assessment of a common challenging disorder[J]. Clin cornerstone, 2003, 5: 2-14.

[96] Pace F, Bollani S, Molteni P, et al. Natural history of gastro-oesophageal reflux disease without oesophagitis (NERD): a reappraisal 10 years on[J]. Dig Liver Dis, 2004, 36: 111-115.

[97] Gilchrist AM, Levine MS, Carr RF, et al. Barrett's esophagus: diagnosis by double-contrast esophagography[J]. AJR, 1988, 150: 97-102.

[98] Yamamoto AJ, Levine MS, Katzka DA, et al. Short-stgment Barrett's esophagus: findings on double-contrast esophagography in 20 patients[J]. AJR, 2001, 176: 1173-1178.

[99] Dibble C, Levine MS, Rubesin SE, et al. Detection of reflux esophagitis on double-contrast esophagrams and endoscopy using the histologic findings as the gold standard[J]. Abdom Imaging, 2004, 29: 421-425.

[100] Weston AP, Krmpotich PT, Cherian R, et al. Prospective long-term endoscopic and histological follow-up of short-segment Barrett's esophagus: comparison with traditional long-segment Barrett's esophagus[J]. Am J Gastroenterol, 1997; 92: 407-413.

[101] Sharma P, Morales TG, Sampliner RE. Short-segment Barrett's esophagus: the need for standardization of the definition and of endoscopic criteria[J]. Am J Gastroenterol, 1998, 93: 1033-1036.

[102] Hirota WK, Loughney TM, Lazas DJ, et al. Specialized intestinal metaplasia, dysplasia, and cancer of the esophagus and esophagogastric junction: prevalence and clinical data[J]. Gastroenterology, 1999, 116: 277-285.

[103] Lee JI, Park H, Jung H, et al. Prevalence of Barrett's esophagus in an urban Korean population: a multicenter study[J]. J Gastroenterol, 2003, 38: 23-27.

[104] Wang WP, Ni YF, Ke CK, et al. Isolated Crohn's disease of the esophagus with esophago-mediastinal fistula formation[J]. World Journal of Surgical Oncology, 2012, 10: 208.

[105] Naranjo RA, Solorzano PG, Lopez RF, et al. Isolated oesophageal involvement of Crohn's disease[J]. Eur J Gastroenterol Hepatol, 2003, 15: 1123-1126.

[106] Clarke BW, Cassara JE, Morgan DR. Crohn's disease of the esophagus with esophagobronchial fistula formation: a case report and review of the literature[J]. Gastrointest Endosc, 2010, 71: 207-209.

[107] IAn SK, Han JK, Kim YH, et al. Gastric mucosaassociated lymphoid tissue lymphoma: spectrum of findings at double-contrast gastrointestinal examination with pathologic correlation[J]. RadioGraphics, 2001, 21: 1491-1504.

[108] Mattioli S, D'Ovidio F, Pilotti V, et al. Hiatus hernia and intrathoracic migration of esophagogostric junction in gastroesophageal reflux disease[J]. Dig Dis Sci, 2003, 48: 1823-1831.

[109] Gattes J, Hartnell GG, Gramigna GD. Videofluoroscopy and swallowing studies for neurologic disease: a primer[J]. Radiographics, 2006, 26: 22.

［110］ Hwang JB, Choi WJ, Kim JS, et al. Clinical features of pathologic childhood aerophagia: ealy recognition and essential diagnostic criteria［J］. J Pediatr Gastroenterol Nutr, 2005, 41: 612-616.

［111］ Park W, Vaezi MF. Etiology and pathogcncsis of achalasia: the current understanding［J］. Am J Gastroenterol, 2005, 100(6): 1404-1414.

［112］ Kraichely RE, Farrugia G. Achalasia: physiology and etiopathogenesis［J］. Dis Esophagus, 2006, 19(4): 213-223.

［113］ Williams VA, Peters JH. Achalasia of the esophagus: a surgical disease［J］. J Am Coil Surg, 2009, 208(1): 151-162.

［114］ Pandolfino JE, Kwiatek MA, Nealis T, et al. Achalasia: a new clinically relevant classification by high-resolution manometry［J］. Gastroenterology, 2008, 135(5): 1526-1533.

［115］ Pandolfino JE, Fox MR, Bredenoord AJ, et al. High-resolution manometry in clinical practice: utilizing pressure topography to classify oesophageal motility abnormalities［J］. Neurogastroenterol Motil, 2009, 21(8): 796-806.